Atlas of Clinic and Pathologic Onychology

甲病临床病理图谱

薛斯亮　刘宏杰　主编

SPM 南方出版传媒

广东科技出版社｜全国优秀出版社

·广 州·

图书在版编目（CIP）数据

甲病临床病理图谱 / 薛斯亮，刘宏杰主编. —广州：广东科技出版社，2021.4
ISBN 978-7-5359-7095-4

Ⅰ. ①甲… Ⅱ. ①薛… ②刘… Ⅲ. ①甲癣—病理学—诊断学—图谱 Ⅳ. ①R756.402-642

中国版本图书馆CIP数据核字（2021）第014427号

甲病临床病理图谱
Jiabing Linchuang Bingli Tupu

出 版 人：	朱文清
责任编辑：	李　旻
封面设计：	友间文化
责任校对：	于强强
责任印制：	彭海波
出版发行：	广东科技出版社
	（广州市环市东路水荫路11号　邮政编码：510075）
销售热线：	020-37592148 / 37607413
	http: //www.gdstp.com.cn
	E-mail：gdkjcbszhb@nfcb.com.cn
经　　销：	广东新华发行集团股份有限公司
印　　刷：	广州市彩源印刷有限公司
	（广州市黄埔百合区百合三路8号201房　邮政编码：510700）
规　　格：	889mm×1 194mm　1/16　印张13.5　字数325千
版　　次：	2021年4月第1版
	2021年4月第1次印刷
定　　价：	188.00元

如发现因印装质量问题影响阅读，请与广东科技出版社印制室联系调换（电话：020-37607272）。

拿到书稿，我就迫不及待地翻阅起来，第一感受是震撼。全书不仅内容与图片都是原创，而且图片质量特别好。那些精美的照片与模式图能够很好地反映主题，同时构图和背景非常专业，由此想见作者在平日的工作中是多么认真，多么细致入微。专著是作者平日积累的集大成，而对积累最大的考验是持之以恒，两位作者做到了这点。第二个感受是感动。众所周知，中国医生的工作非常繁忙，尤其是在华西医院这样的知名医院中。我深知两位作者的日常忙碌，然而他们在勤于临床工作的同时，还保持了一颗做学术、传播学术的心。从本书的内容和布局可以看出，两位作者很早就开始把自己的临床工作与学术总结融合在一起，很多少见病如果不是刻意收集同时有完备的资料管理体系，很难在书中得到充分展现。因此，我毫不吝惜地赞赏他们，他们为中国的皮肤外科医生做出了表率——手术做得漂亮，而且善于从临床工作中进行收集汇总并升华自己的知识体系。

这是一本关于甲外科的专著。甲外科是皮肤外科一个重要的分支，也是最具皮肤科特色的手术技术领域之一。中国人口众多，甲病常见，肢端型黑色素瘤好发于中国人更使得甲外科显得尤为重要。然而，迄今能够读到的由我国专业人士编写的甲外科专著非常少，可以说这本书正好填补了空白，相信本书会成为中国甲外科有重要影响力的指导用书。

2000年以来，中国皮肤外科发展迅速，开展相关工作的医院和医生越来越多。既往出版的皮肤外科领域书籍多是综合性专著，介绍专病或专一领域技术的书籍非常少。本书的出版还可以看作是中国皮肤外科步入成熟发展的一种特殊表现形式——有作者专注于皮肤外科的亚领域并进行总结。相信未来会有越来越多的皮肤外科亚领域专著出版。这样的书籍越多，说明我们的皮肤外科医生钻研得越深和越细，对于学科发展而言绝对是大好事。

在此，再次感谢两位作者为全国皮肤科医生贡献了这样一本精致且权威的甲外科专著，同时我也郑重向大家推荐本书。

李航

2021年1月于北京

前 言
Preface

20世纪80年代，甲病的诊治悄然成了世界范围的研究热点，使甲病这一长期被临床和基础研究忽略的内容骤然变得流行起来。我国近十年也出现了"甲病热"，大量学者开始投入甲的细胞生物学、生理生化学、病理生理学及甲单位的发生、发展等研究中，遗传病学医生和儿科学医生把甲视为遗传病或先天性疾病及多种综合征的重要表现器官，内科医生把甲当作发现多种内科疾病的窗口，外科医生则不断创新改良先进的术式来修复先天性或获得性的甲损伤。不同学科的医生都逐渐关注甲病，其中皮肤科医生得益于更加对口的学科知识和专业范畴，拥有对甲病研究的先天优势，对提高甲病的诊疗和研究水平做出了巨大的贡献。近年来，全球有近百万美元的资金投入致力于探索新的甲病治疗方法。随着甲美容行业的逐步兴起，随之带来的医学问题也成为了研究热点。

甲病有种类多、诊断难、治疗难的特点。一种甲病可以表现为多种不同体征，多种不同甲病又可以呈同样表现，这些特点增加了甲病诊治的难度。我国大部分地区皮肤科医生对甲病的认识有限，而中文甲病专著非常少，随着大众的健康意识增强，甲病诊疗的需求增长迅速。本书在此时推出，希望可以作为对甲病感兴趣的皮肤科研究生、住院医生再教育的培训教材，或专科医生的参考读物。

本书共分6章，内容包括甲的解剖和生理、甲病诊断技巧、甲的体征、甲肿瘤、甲外科、常见非肿瘤性甲病，采用图文并茂的形式，简明扼要地介绍甲病的专业知识，涵盖了绝大多数临床常见的甲病。兼顾临床和病理特征是本书一大特色，步骤详细、简明扼要的甲外科篇章相信也会让读者获益匪浅。

感谢上海交通大学医学院附属第九人民医院皮肤科刘科医生在本书编撰过程中给予的无私帮助。看到刘科医生满篇的修改建议，我为其严谨的治学态度折服。

书中第六章常见非肿瘤性甲病，由于内容的特殊性，在图片的编排体例上与前面几章有所不同，在此予以特别说明。

欢迎各位读者不吝批评指正。

主编

2020年10月于华西坝

目 录
Contents

第六章　常见非肿瘤性甲病

第 一 章

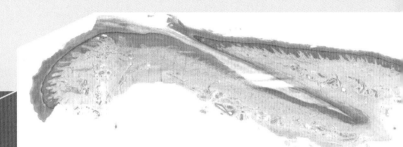

甲的解剖和生理
Nail Anatomy and Physiology

甲有很重要的作用，当甲脱失或丧失功能时，会严重影响患者的生活。甲板是手部重要的装饰品，直接影响手部的美观。甲板可以保护甲床和其下末端指（趾）骨免受创伤，它对指（趾）腹的反压力作用，在行走和触觉方面都是非常重要的；另外，甲板对搔抓和精细动作，如用手指捻起和操作小的物体（如针），也非常重要。甲也可以为一个人的工作习

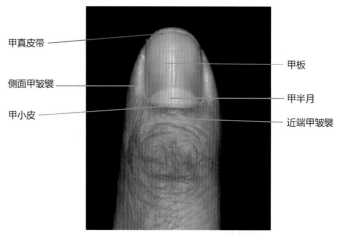

图1-0-1　甲单位的解剖

惯、健康状况提供重要信息。一些甲单位的变化还可作为某些系统性疾病的诊断线索。部分咬甲癖或者剔甲癖造成的指甲病变，可能提示患者情绪或者心理状态异常。有的物质可在甲板生长时沉积于甲板，所以甲板还可以被用作法医或者毒理学分析的样本。因此，掌握正常指甲解剖、生理特点和生长特点对明确病理表现和推断病因、明确诊断是非常重要的。

甲单位主要由甲板（nail plate）、甲母质（nail matrix）、甲床（nail bed）、甲半月（lunula）、侧面甲皱襞（lateral nail fold）、近端甲皱襞（proximal nail fold）、甲小皮（cuticle）、甲真皮带（onychodermal band）、甲下皮（hyponychium）、远端甲沟（distal groove）构成（图1-0-1，图1-0-2）。

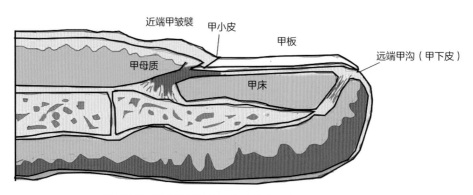

甲母质与其下骨面通过韧带连接在一起。

图1-0-2　甲单位纵切面示意图

第一节 | 甲的解剖

一、甲板

甲板是角质化且不含活细胞的半透明、中等硬度的椭圆形板状结构。其长轴在双手呈纵向，在双足则成横向，几乎平行于皮肤表面。健康甲板的表面平坦且光滑。甲板由甲母质持续产生，甲母质的角质细胞增殖和分化，失去细胞核，并且细胞之间紧密粘连在一起，形成甲板，贴附在其下的甲床上。甲板从近端甲皱襞下萌出，向远端生长，被两侧的侧甲皱襞所包裹，陷入一个呈锐角的凹槽中，这个结构称为"甲袋"（cul-de-sac）（像袋子一样将甲板镶嵌其中），即两侧和近端甲沟（图1-1-1）。

甲板背侧有特征性的纵脊，甲板腹侧也有相应的纵脊与纵沟与之对应，而在甲板远端这种纵脊不明显（图1-1-2）。这使甲板黏附于甲床之上，生长时向前延伸犹如在轨道上行进一样。甲板表面的纵脊随着年龄增长会逐渐增多并变得明显。甲床提供丰富的血供，甲板和甲床贴合时，甲板呈粉红色。甲板远端游离缘无甲床组织附着，甲板下的空气使该区域呈现白色。同理，很多假性白甲也是因为甲下分离，甲板中或甲板下的空隙折射光线后造成。在多个指（趾）甲的近端可以看到白色的扇形区域即甲半月，其范围约等同于远端的甲母质。甲半月的形状决定了甲板远端游离缘的形状。在甲板的远端靠近游离缘处，甲真皮带（或称甲角膜带）颜色与甲床其他部分有明显差异。它通常表现为1~1.5 mm的横向粉或棕色条带，但也会因疾病或压力影响血供而发生颜色或形态的改变。甲真皮带是阻挡外来物质侵入甲床的坚固屏障，它是甲板和甲床粘连最牢固的地方。

甲板的物理性质独特且有着特殊意义。甲板质地坚硬、难破裂，却又有弹性可弯曲，可以紧紧地与其下的组织附着，也可以抵抗物理和化学物因素的损害，保护其下的组织。这些特点都源于高强度结合在一起的角质蛋白，角质蛋白占甲板成分的80%~90%。甲板可以分为

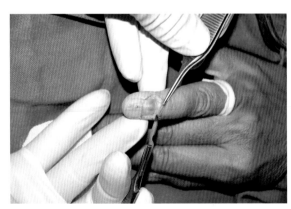

甲下血管球瘤手术时，切开并反折近端甲皱襞，拔去近端甲板后，暴露出甲皱襞与甲床共同组成的、用于包裹甲板的"甲袋"。

图1-1-1 甲袋

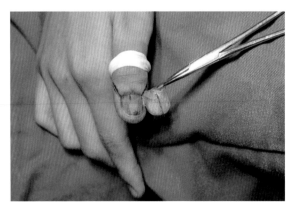

甲母质疾病患者拔甲暴露甲床时，可见甲床表面和甲板的腹侧有相互嵌合的纵脊，而近端甲母质（甲半月及其近端）处光滑无纵脊。

图1-1-2 甲板腹侧和甲床上的脊

3层：背侧甲板厚0.08～0.1 mm，由紧实扁平的细胞构成，细胞的角质纤维平行排列并且和生长轴垂直，这一层结构给指甲提供硬度和锐度，它主要由近端的甲母质生成；中间层甲板厚0.3～0.5 mm，由宽大、不规则的细胞组成，角蛋白排列和生长轴垂直，本层结构为指甲提供弹性和韧度；腹侧甲板厚0.06～0.08 mm，由甲床产生，主要作用是将甲板和甲床紧密附着。

二、甲母质

甲母质（nail matrix）持续地产生甲板，其上方被近端甲皱襞保护起来，其下方附着于远端的指骨之上，由韧带与远端指骨间关节连接起来（图1-1-3）。

甲单位与远端指关节在解剖学上的紧密关系，解释了为什么甲银屑病常会与关节银屑病同时存在。甲母质的范围看起来像马蹄的形状（图1-1-4）。

甲母质远端呈向外凸出的弧线（甲半月的远端弧线），而近端两侧各有一个外侧角，在嵌甲手术中，如果此处清除不彻底，残留的甲母质外侧角会产生甲刺。从纵切面来看，甲母质呈"V"形。甲母质覆盖甲袋最近端的底面并在最近端向上反折，覆盖近端甲皱襞腹侧近端1/4。近端甲皱襞的其余3/4部分则延续成为甲小皮（图1-1-5）。

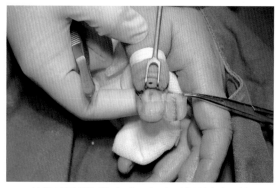

行纵行黑甲切除术时，翻开近端甲皱襞，暴露出其下甲母质，以利于切除皮损。本例患者甲母质可见一褐色色素皮损。

图1-1-3 甲母质

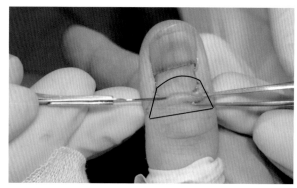

图1-1-4 甲母质大概范围

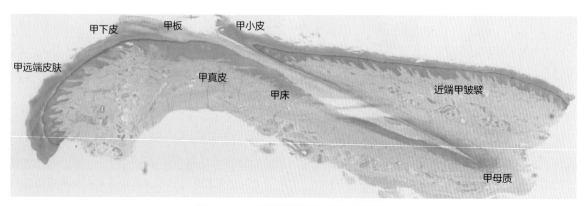

图1-1-5 甲单位纵切面（HE染色）

甲母质近端和近端甲皱襞腹侧的上皮相连，远端和甲床相连。甲母质的角质细胞持续增殖和分化，沿向前上的斜行轴持续产生甲板（图1-1-6）。

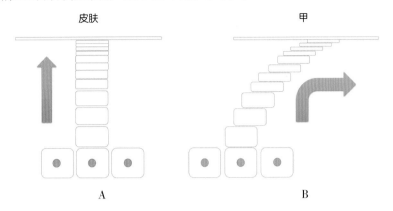

A.皮肤角质细胞增殖由基底层开始，从下往上垂直进行。B.甲板的生成，角质细胞则斜向上、向前进行，推测甲板向前生长与近端甲皱襞、指（趾）骨相互作用等多种机制有关。

图1-1-6　皮肤与甲板生长时角质细胞增殖分化的方向

与皮肤相比，甲母质上皮细胞向上角化的过程中，缺少颗粒层，并形成了呈嗜伊红的区域即角质生长区，甲母质细胞逐渐失去细胞核，依靠胞质中的角蛋白牢固地互相粘连在一起，最终形成半透明的、坚硬而又富有弹性的甲板。

甲母质细胞的角质化和增殖是沿斜线进行的。近端甲母质产生甲板的背侧，而远端甲母质一般形成甲板的腹侧。这一生理学特点在明确甲病变位置时非常重要，可帮助医生选择活检或治疗的位置。背侧甲板出现异常，其病因可能在近端甲母质；反之，腹侧甲板出现变化则代表远端甲母质受到损害。有人认为近端50%的甲母质产生了81%的甲板细胞数量。所以在手术过程中，损伤远端甲母质，更不容易形成瘢痕和永久性的甲板破坏；而在近端甲母质的手术则容易引起永久性的甲板畸形。在同样的创伤下，儿童指甲的恢复能力会更好。行甲单位的纵行活检时，如果活检切除近端甲母质的宽度超过3 mm，就容易出现永久性的甲板裂隙。

除了角质细胞，甲母质上皮中还含有其他种类的细胞，比如黑色素细胞。甲母质上皮中黑色素细胞的数量比皮肤少，它主要分布在甲母质浅层，常3～5个黑色素细胞聚集为小的集落。通常情况下，甲母质的黑色素细胞不产生黑色素颗粒，原因有二：①大多数的黑色素细胞，特别是位于近端甲母质中的黑色素细胞常处于静止状态，Dopa为（-），缺少制造黑色素所需要的全部酶。②甲母质活化的黑色素细胞，Dopa可以是（+），主要出现在远端的甲母质。这些黑色素细胞需要很强的刺激（比如强紫外线照射）才能够开始产生黑色素颗粒，因此在通常情况下由于甲板的遮蔽作用，甲下很少出现黑色素。

甲半月呈不透明的白色，呈一个前凸的弧形边缘，构成了甲母质远端的边缘。甲半月在拇（踇）指（趾）非常明显，在其他甲中可能消失或被近端甲皱襞覆盖。甲板厚度（手指0.5～0.75 mm，脚趾约1 mm）与甲母质的长度呈正比，取决于生发细胞的总量。然而，甲板的厚度在体力劳动者中似乎有所增加。通常甲母质的长度减少或功能受到影响可导致甲板变薄，这种现象可局限于甲的一个节段，从而造成甲横沟（如Beau's线），形成的原因是甲母质细胞分化停止或减少。

三、甲皱襞

甲皱襞（nail fold）包括近端甲皱襞和侧面甲皱襞。近端甲皱襞有背侧和腹侧。背侧甲皱襞和指（趾）背侧远端的皮肤相连，腹侧甲皱襞构成了近端甲沟的顶部，覆盖了大约0.5 cm最薄且与甲母质连接最疏松的近端甲板。近端甲皱襞和肢端背侧皮肤的区别是没有毛发和皮脂腺。它的投影在末节指骨近端1/3。近端甲皱襞腹侧在正常情况下无法看到，它的近端和甲母质相延续。近端甲皱襞一般来说有3个作用：①其腹侧面和尖端甲母质的背侧相连参与产生甲板。当近端甲皱襞有炎症性病变时，会影响甲母质成甲作用，从而影响甲板的形态，比如湿疹、银屑病、甲沟炎等。②影响甲板生长的方向。甲板朝前生长而不是垂直向上生长，近端甲皱襞可能起到了关键的作用。③甲皱襞微血管可以为甲母质提供血液滋养，并为一些病理情况提供有用的线索，如系统性红斑狼疮。

背侧和腹侧近端甲皱襞的分界是甲小皮。甲小皮是一条很窄的角化条带，它将指（趾）背侧皮肤和甲板的背侧之间封闭起来，防止水、刺激物和微生物进入近端甲皱襞之下，从而保护甲母质。当甲小皮因为美甲、长时间浸泡等原因被破坏时，可出现近端甲沟炎。而其他机械的或化学创伤损害甲小皮后，导致甲板和甲皱襞之间的屏障破坏，微生物、过敏原、刺激物等可以突破屏障，造成炎症反应，形成急性甲沟炎和慢性甲沟炎。

侧面甲皱襞从两侧包裹甲板，可以起到保护和固定甲板的作用。侧面甲皱襞和近端甲皱襞相连，不少甲病会沿着这个连续的解剖学路径发展。两侧由甲皱襞形成的甲沟紧邻甲的边缘。当甲的外侧角或远端游离缘长期摩擦甚至刺入甲周皮肤组织（甲皱襞）时，可引起炎症反应和继发感染，形成局部红肿热痛、破溃、肉芽组织增生，从而甲嵌入更明显，进一步加重炎症的恶性循环，即嵌甲。

四、甲床

甲床（nail bed）的主要作用是支撑甲板，与甲板紧密结合，帮助甲板向远端水平生长。甲床的上皮角化形成甲板的腹层。甲床的真皮附着于指骨远端表面，与骨膜之间有结缔组织（通常是少量的皮下脂肪），有时皮下脂肪可缺失。这解释了为什么骨的疾病可以影响到甲，甲的疾病常常可以影响到骨及关节。例如，骨的肿瘤常可改变甲的形态和结构（如甲下外生骨疣），反之甲床肿瘤也常常可以压迫骨，使骨形成凹陷（图1-1-7）。

与皮肤不同，甲床的真皮结构没有乳头层，但却有纵向的真皮网状层，毛细血管平行分布于其中。有些学者称甲床为腹侧甲母质，因为他们认为甲床也参与了甲板的生成，但为了不混淆甲母质与甲床的概念，不建议采用这种称谓。拔甲时，可以发现拔下的甲板腹侧有多个平行的纵脊，从甲半月前端开始一直延续到甲板与甲床附着的末端，而在甲半月近端和甲板游离的

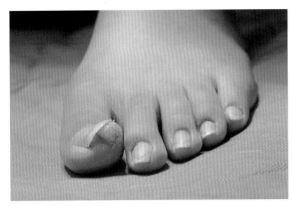
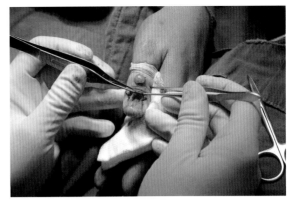

A. 甲下外生骨疣将甲板顶起，影响甲板形态。 　　B. 较大甲下血管球瘤剥离后，可见其下指骨背侧被压迫形成一个凹陷。

图1-1-7　与骨相互影响的甲病

部分则看不到这种结构。该结构可与甲床上的纵行上皮脊结构相互嵌合，使甲床和甲板黏附得更牢固。甲沟后侧为甲真皮带，是甲板和甲床黏附最强的部分。

五、甲下皮

甲下皮（hyponychium）是指甲板和其下的组织分离处，结构类似于指腹的皮肤，含有颗粒层和较厚的角质层。甲下皮处可因为受到微小损伤或者剪指甲，引起出血、疼痛，甚至形成腹侧翼状胬肉。

六、甲的血管

甲单位中不同部位的毛细血管来源于不同的血管分支。近端甲皱襞的毛细血管和皮肤表面平行，在纵轴方向可以形成纵向的远端血管袢。血管袢密度在正常情况下约为每5 mm 30个，使用放大10～20倍的皮肤镜可清晰地观察（图1-1-8）。

近端甲皱襞远端的血管袢数量和形状发生改变常见于结缔组织疾病，可以帮助疾病诊断和随访。甲母质和甲下皮处的血管和皮肤的毛细血管相似，分布在甲

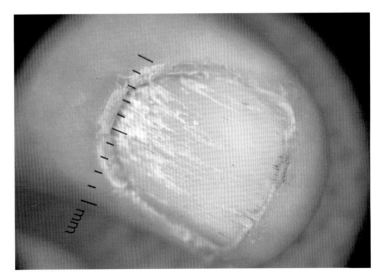

在皮肤镜下（10×）可清楚地观察到甲板表面脱屑、裂隙，远端的裂片状出血很难用肉眼观察到。

图1-1-8　皮肤镜下观察甲表面

床的毛细血管与甲板的表面平行，并沿着甲床真皮的纵行脊向前延伸。这些血管在手工作业的

人群中更容易被观察到，表现为远端甲板下的细小纵行红线。当这些血管被破坏时，可以出现小段的红色或黑色纵行线，即裂片状出血（splinter hemorrhages）。

指的血供主要由成对的掌指动脉提供，血液主要来自深、浅掌动脉弓。远端指骨处两侧的血管由背侧和掌侧的血管弓吻合起来，掌侧弓被指腹保护。背侧甲皱襞血管弓又叫浅表血管弓，由两侧的指动脉向前延伸在最远端指关节处形成，提供甲皱襞和伸肌肌腱附着点的血供，此处血管走行蜿蜒曲折，向甲母质发出多个分支。将甲板远端游离缘向后推或上下摇动，可以看到远端指关节前，大概在甲小皮向后5 mm处的皮肤可能发生高低和颜色的变化，此处既是背侧甲皱襞弓的所在的位置，也是甲袋的所在位置。更远端的甲下组织由远端和近端甲下弓来供血（图1-1-9）。

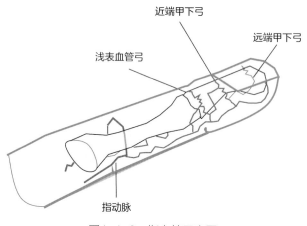

近端甲下弓

远端甲下弓

浅表血管弓

指动脉

图1-1-9　指血管示意图

内科疾病，如糖尿病、系统性红斑狼疮、皮肌炎患者都可以在近端甲皱襞处末梢循环出现特殊性病变。

七、甲的神经分布

中间三指末节指骨背侧的感觉神经来源于掌侧支神经的细小的背侧分支，而背侧支神经的纵行分支则支配拇指及第5指的远节指（趾）。

八、肌腱附着点

肌腱附着点是肌腱韧带或关节囊与骨连接的部分，包括软组织（肌腱韧带、纤维软骨）与硬组织（钙化纤维软骨、小梁网）。肌腱附着点通常不是简单的机械附着点，而是在解剖结构和功能上与滑膜密切结合形成的独特的器官，被称为滑膜肌腱复合体。

第二节 | 甲的生理

一、甲板的硬度

甲板的硬度取决于角蛋白纤维的超微结构。角蛋白纤维是甲板主体，它垂直于甲的生长轴，并平行于甲表面。它们在偏光显微镜下呈现双折射。通过对暴露在X线下的甲碎片进行的衍射研究支持了纤维排列提供甲板硬度的观点。

角蛋白纤维是通过胱氨酸分子的二硫键及甲板的纵脊来保持稳定的。双曲面能防止甲侧向翘曲；横向曲面是由于末端指（趾）骨的塑形作用和结缔组织背侧带纤维束固定在甲边缘而形成的；纵向曲面可能是由于甲板细胞间生长速度的差异即甲板上层生长速率快于下层所形成的屈曲压力造成的。硬度取决于甲板细胞之间的黏附、连接及两层细胞间典型的结构布局。甲板表层细胞较小（2.2 μm），构成一种紧密压缩的细胞膜，细胞之间的间隙呈壶腹状。甲板下层由较大细胞（5.5 μm）构成，细胞膜轮廓极不规则，且细胞间还有锚定点，所以甲板的表层硬度更大。一些疾病在影响甲母质后，可以明显使甲板变薄，甲板的硬度减小，如甲扁平苔藓。

二、甲板pH

甲床表面pH大约为5，且足趾甲显著高于手指甲。洗手后，指甲表面pH即刻明显增高，由5.1 ± 0.4上升到5.3 ± 0.5。然而这种状态并不会持续存在，pH将在20 min内恢复到洗手前水平。未洗手的指甲pH存在性别差异，而洗手后的指甲则不受性别影响。甲板内部的pH低于其表面。所以，在治疗甲层裂、甲分离等患者时，减少碱性洗涤剂的使用，可以减轻症状。

三、渗透和屏障功能

很明显，当甲使用外用药物时，甲板的渗透和屏障功能具有重要的意义。有研究者使用一个简单的重量分析法测量水分透过离体指甲的扩散状况。观察的结果是，水分在甲的扩散速率类似于手掌和脚掌。让氮气通过甲板并测量气体所携带水分以测得活体指甲蒸汽损失，指甲的蒸汽损失和指甲厚度之间成反比。pH降低时，药物在载体内的溶解性增加，使其渗透能力增强。Baran发现一些抗真菌药物特别容易穿过甲屏障，并可作为跨甲运载系统。Hemidy等提出一个新的羊蹄仿真模型，以研究体外抗真菌产品局部渗透入硬角蛋白的情况。目前已有较多研究证实，新的药物在甲部使用能很好地分散到甲下组织。甲病使用外用药物效果欠佳，其中一个重要原因就是甲板的屏障功能阻碍药物到达靶区。增加甲板对药物的渗透可能会对外用药物治疗甲病产生革命性的改善，但目前研究仍有限。

四、指甲触觉

有人对30例健康人（平均年龄23岁）的300个指腹和甲板的触觉辨别及感知阈值进行了研

究。该研究排除了美甲、外伤、神经缺陷、皮肤疾病及有上肢外伤史的对象，寻找指腹和甲板两个部位触觉感知阈值的临床一致性。结果显示人甲的静止两点辨别距离、运动两点辨别距离及甲感知阈值分别为6.7 mm、2.4 mm、0.06 g，而指腹的对应值分别为2.4 mm、2.2 mm及0.01 g。甲板静止两点辨别距离和感知阈值优于指腹，而运动时两者的两点辨别距离基本一致。该研究表明，触觉辨别及感知阈值能通过甲板进行测量，且运动两点辨别距离在甲板和相应指腹基本一致。它强调了甲板在指感觉功能中的重要性。该项研究中规范的研究数据有助于阐明甲外伤所造成的影响以及甲之于手功能的重要意义。

五、甲的生长与调节

甲板的发育和生长，从胚胎期（约第15周）开始一直持续到去世。指甲平均生长速度每个月约为3 mm，足趾甲每个月约为1 mm，故全甲拔除后，指甲约6个月可恢复原来长度，而趾甲则需12~18个月。疾病、营养状况、环境和生活习惯的改变可影响甲的性状和生长速度。

从儿童到成年人，甲的生长速度稳步增加，以后则随年龄的增长而逐渐减慢。男性指甲生长速度快于女性。甲的生长与气温有关，在北极每日生长114 μm，相同指甲在温带气候每日生长119 μm。甲白天的生长速度是夜间的2倍。神经对甲有营养作用，手指神经损伤后甲的生长速度仅为正常时的一半，这是由于去神经后引起血液供应变化进而影响甲母质的营养状况所致。

甲的生长还与营养有关，甲生长需要包括含硫氨基酸在内的氨基酸的不断供给，形成角蛋白。曾有报道口服明胶治疗脆甲症有效，这可能与明胶中含有丰富的甘氨酸有关。正常甲生长需要维生素B、钙和磷。维生素A和维生素D缺乏可引起脆甲。维生素A与角化有关，维生素D可能与甲母质细胞摄取钙有关。在营养不良（如恶性营养不良病、消瘦）的条件下，甲生长会减慢。没有证据表明饮食对甲生长速率有影响。用手习惯、体重增加或减少对甲生长没有影响。

内分泌因素对甲的生长也有一定影响，其中影响最大的是甲状腺和甲状旁腺。甲状腺素是脊椎动物角化细胞增殖和生长所必需的，甲状腺功能亢进时甲增厚且有光泽，甲状腺功能减退时甲变薄、变脆。甲状旁腺的作用是维持血中钙和磷的水平，血浆中钙离子可影响甲母质细胞，甲状旁腺功能减退时甲变脆。人垂体功能减退时，甲变薄，拇指甲半月消失，提示甲母质萎缩。雌激素和睾酮对甲生长也有影响，如许多妇女妊娠期甲生长速率比正常情况高出1/4~1/3。在怀孕后期，甲的生长速度将更快。此外，产后的甲生长速率有所下降。有学者发现甲的生长速率不受孕妇受孕时的体重、妊娠期孕妇体重增加、分娩次数、妊娠期及劳动时长的影响。性腺功能减退疾病患者，甲生长变慢。在青春期发育过程中甲的生长速率也没有变化。长手指的指甲比短手指的指甲长得更快。

此外，甲板厚度和长度不会影响甲的线性生长速率。创伤（如咬甲癣）会增加甲的生长速度。对于那些传统治疗失败的甲癣患者，当甲被拔除时，真菌的负荷就会减少，手术的创伤可能会提供机械刺激来加速甲的再生，但这仍需要进一步的研究加以证实。吸烟对甲生长没有影响。此外，适度的压力（如期末考试）对甲的生长速率没有影响。大量研究也表明，制动和瘫痪会导致甲的生长暂时减缓，当肢体或手指固定在夹板或石膏上时，也会出现类似的结果。按摩会刺激甲的生长。

癌症、高血压、冠状动脉疾病和糖尿病的家族病史对甲的生长没有影响。

银屑病患者中，点状银屑病甲的生长速度快于临床表现无异常的甲，而后者的生长速度却快于健康人的甲。此外，同一名患者，无论是特发性的还是甲银屑病引起的甲分离，其甲生长速度比未受累甲要快，而且快于正常人的指甲生长。毛发红糠疹及先天性大疱性鱼鳞病样红皮病，其甲生长速度加快。这些疾病中患者的甲母质常过度增殖。甲的状态不正常可引起甲的生长减缓或停止。例如，黄甲综合征，其特征病变是黄甲、淋巴水肿和呼吸系统疾病，指甲的生长速度明显减慢。甲纵向生长的减少往往通过甲增厚加以弥补，以至于黄甲综合征的甲生长速度减半，而其甲厚度则变为原来的2倍。约10%扁平苔藓患者会有甲受累，并可导致甲生长减缓。甲感染也会导致甲纵向生长减缓，如甲的真菌感染。一项研究表明，当甲癣累及超过一半甲板时，甲的生长速度将慢于其他未受累的趾甲。

虽然急性轻症疾病不影响甲的生长，但多数研究资料显示，急性重症疾病会使甲的生长减慢。流行性感冒（如伴有严重呼吸道感染的感冒）、麻疹患者的甲生长变慢。此外，流行性腮腺炎患者甲的生长几乎完全停止。慢性疾病也会影响甲的生长。高流量的血管状态，如动静脉分流以及甲状腺功能亢进，都与甲生长速率加快有关。与此相反，循环功能减弱，如充血性心力衰竭及甲状腺功能减退，会引起甲的生长减慢。

许多药物已经被证实可以加速甲的生长，如氟康唑、特比萘芬、伊曲康唑、左旋多巴、口服磷酸盐、骨化三醇、钙剂、生物素和半胱氨酸等可以加快甲的生长速度。一些药物也可以降低甲的生长速度，如化疗药物可能会降低甲母质角质形成细胞有丝分裂的活性。甲氨蝶呤、硫唑嘌呤、补骨脂联合长波紫外线照射治疗、锂制剂、磺胺类药物、金制剂、齐多夫定、环孢素、肝素钠可减慢甲的生长。激素对银屑病患者的甲生长没有明显的影响。维A酸影响甲生长方面的研究数据却颇有争议，一些研究表明此类药物能促进甲的生长，而另一些研究则显示出相反的结论。甲生长动力学仍然需要进一步研究。

六、甲的生理功能

甲作为一个重要的皮肤附属器，除了具有保护支持作用外，还具有协助完成一些精细感觉和动作的功能，另外其美容作用越来越受到重视。

1. 保护支持作用　甲板的远端超过末节指（趾）的远端，因此对其下的甲床和指（趾）骨起一定的保护作用；起支持作用，防止指（趾）腹组织向背侧移动。

2. 协助手指完成精细动作　如捏持、解扣和搔抓等。

3. 协助感受精细触觉　指腹受压时，甲起到阻挡和反作用，增加了指腹的感觉强度。

4. 美化装饰作用　健康的指（趾）甲是人体美的重要组成部分。

此外，甲的性状有时可反映一个人的健康状况，其变化往往可提示某些疾病的存在。

参考文献

［1］BARAN R. Baran & Dawber's Diseases of the Nails and their Management ［M］. Hoboken：Wiley-Blackwell，2019：1-59.

［2］RICH P. An Atlas of Diseases of The Nail ［M］. New York：Taylor & Francis e-Library，2005：1-5.

［3］PIRACCINI B M. Nail Disorders ［M］. Italia：Springer，2014：1-6.

［4］RICHARD K S. Nails：Diagnosis；Therapy；Surgery ［M］. Saunders：Elsevier，2005：13-25.

［5］HANEKE E. Anatomy of the nail unit and the nail biopsy ［J］. Semin Cutan Med Surg，2015，34（2）：95-100.

［6］PERRIN C. The nail dermis： from microanatomy to constitutive modelling ［J］. Histopathology，2015，66（6）：864-872.

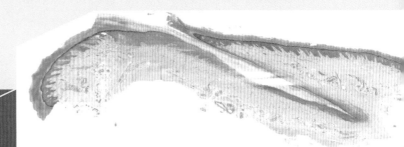

第 二 章

甲病诊断技巧

Diagnostic Techniques of Nail Disorders

第一节 | 临床检查

大多数的甲疾病都可以通过详细的体格检查和病史采集得出较准确的临床诊断。体格检查应该在温度适宜、光线明亮的诊室进行，必要时可以增加一个局部光源（台灯、电筒等）以提高观察病甲的清晰度，同时也可提高拍照的成像质量（大部分诊室仅依靠房间固有照明，亮度不够，造成影像采集质量不佳）。在观察病甲时，即使只有单甲受累，也需要观察全部甲（包括指甲和趾甲），在手指出现病变时，要求患者脱鞋检查脚趾，可能会导致患者不理解，但为了不漏诊和误诊，医生仍应向患者解释原因并检查全部甲，尤其是怀疑炎症性疾病或感染性疾病时。例如，主诉单指出现甲分离和甲下角化过度的患者，诊断可能为银屑病或甲真菌病，但如果其趾甲是健康的，那么诊断为银屑病的倾向性更大，反之如果合并趾甲受累，则更倾向于甲真菌病的诊断。大部分的患者，日常容易忽视趾甲的变化，所以在询问病史时，患者可能告知医生趾甲无异常，而检查后可能事实并非如此，所以强调检查时一定要脱鞋检查趾甲。

一、检查指甲

检查指甲时需要把手放在一个平面上展开，手指稍分开（图2-1-1）。

检查手指甲同时需对手部皮肤进行全面的检查。手部皮肤的检查可能提供很多线索：手的皮肤可能会显示皮炎或者摩擦造成的增厚，这些线索可以提示患者的工作或者生活习惯；如出现关节炎，需要观察有无假性黏液囊肿；掌面的皮肤变薄，边界呈环状、脱屑，提示可能与银屑病和接触性皮炎相关；甲周围的皮肤出现粗糙、脱屑、皲裂则有可能提示甲湿疹的存在（图2-1-2）。

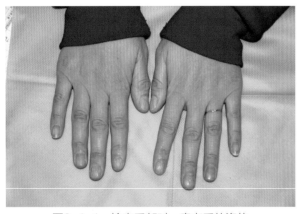

图2-1-1 检查手部时，患者手的姿势

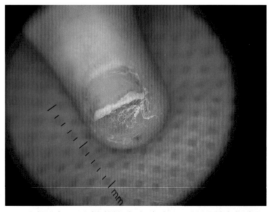

甲湿疹、甲刺激性皮炎病变，可见甲周皮肤红斑、脱屑。

图2-1-2 甲湿疹中甲周皮肤表现

观察患者手部的动作也可以提供疾病诊断的线索。比如，出现甲中线营养不良的患者被问诊时通常会否认自己有摩擦、搔刮甲板近端或近端甲皱襞的习惯，但在就诊时此类患者常会下意识做出这些动作。医生接诊这类患者时，可以分散其注意力，并注意观察是否有此类动作出现，以便提供诊断的线索（图2-1-3）。

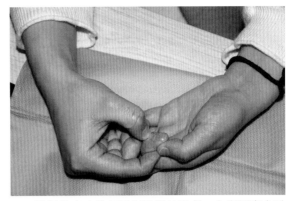

根据临床症状怀疑剔甲癖的患者，在询问病史时可重点询问有无撕扯、咬甲周皮肤的习惯。本例患者自诉自己在紧张时常有此剔甲小皮动作。

图2-1-3　剔甲癖患者常见剔甲姿势

二、检查趾甲

检查趾甲（toenails examination）时，应该让患者端坐，足部放松，足底平置于观察面（图2-1-4）。

此体位有利于观察足踝形态，并推测其在鞋里的姿势是否正常。检查患者的鞋也非常重要，不适足的鞋可能与足的解剖形态产生矛盾而造成甲改变。创伤性的甲改变常与创伤性的皮肤变化同时出现，如皮肤可以出现角化过度、角质剥脱、胼胝或者关节炎症的表现。趾形态异常、足趾之间排列紊乱也会造成趾间长期微小创伤，从而造成病变，如胼胝、甲沟炎（图2-1-5）。

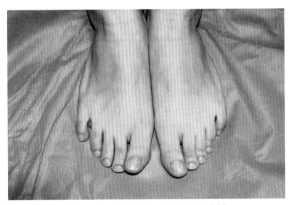

图2-1-4　观察趾甲时足的姿势

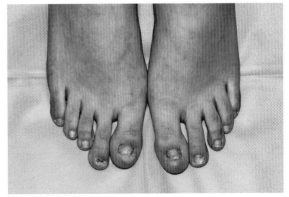

患者右足第2趾明显长于第1趾，易反复受到小创伤，造成甲下出血和甲板增厚。

图2-1-5　趾形态对甲健康的影响

足和踝部出现水肿的患者，常合并血管周围炎，因此更易患甲真菌病；老年人或糖尿病患者足部更易出现缺血；老年患者清洁卫生习惯和甲修剪不便常常是甲弯曲的原因；足跖皮肤和趾间皮肤如有水疱、脱屑提示真菌感染可能；足部的皮肤也可以出现银屑病炎症性改变；接受化疗的患者足部可以产生甲沟炎、掌跖红斑脱屑的炎症性改变；掌跖角化症也可以导致趾甲增厚和甲下角化过度。

三、全身皮肤的检查

全身皮肤的检查在辅助诊断一些特殊疾病时显得非常重要，特别是常累及甲的皮肤病。患者在有全身皮损时，常常易忽视甲的改变，这时医生要有意识主动询问并检查甲的病变。甲银屑病和甲扁平苔藓，病变可能仅限于甲，但是仔细检查身体其他部位有无类似的病变，有助于做出正确的诊断。比如其他部位的银屑病样皮损（图2-1-6），或口腔黏膜的扁平苔藓改变。

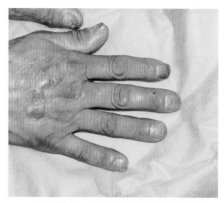 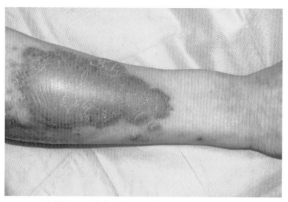

A.患者右手多指甲板表面凹凸不平，颜色变黄、增厚，怀疑甲银屑病。

B.手背及上臂典型红斑鳞屑皮损考虑银屑病，指甲病变为甲银屑病的可能性大。

图2-1-6 伴有身体其他部位皮损的甲银屑病

临床较为典型的案例就是甲银屑病患者。轻度的肘部或者头皮银屑病常不会引起患者的注意，患者自身也不会主动提供、甚至否认银屑病史，单纯认为自己只是头屑较多，而医生一旦留意了这些部位的银屑病皮损，甲银屑病就不难诊断。再如斑秃，常常与粗面甲同时出现，儿童尤为明显。在严重的先天性或遗传性疾病中，患者往往也只注意到皮肤改变而忽略了甲的改变，如先天性厚甲症、结节性硬化症、Darier病，在这些疾病中，患者往往不是因为甲的改变就诊。

四、甲检查注意事项

甲的检查需要耐心和时间。因为疾病对不同甲的影响，可能会产生不同的体征。我们需要观察所有甲，并将所有的临床表现综合评估得出诊断（图2-1-7）。

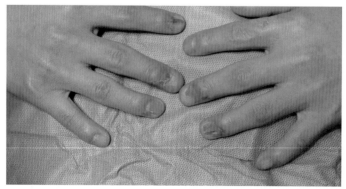

患者多指出现翼状胬肉，结合右手第4指甲板表面纵行裂隙表现，考虑甲扁平苔藓可能。

图2-1-7 甲扁平苔藓在不同甲板的不同表现

而有些时候，不同病因可能让不同甲甚至同一个甲产生不同的临床表现。局部的体格检查，必须包括甲板和甲周围的组织，包括远端的指腹，可嘱患者翻转腕部，以便看清楚甲各面及甲周组织。触诊指（趾）部皮肤，可以感受温度，因为变红的指头，并不一定温度高。当触摸指头时，诱发患者疼痛，可能源自甲单位炎症，或其他一些特殊疾病。比如，轻轻按压甲板的一点，产生剧烈的疼痛，甚至向近端辐射，需要考虑甲下血管球瘤的可能。压迫甲板，使甲床由粉红色变为苍白色，可使色素性疾病、肿瘤（如血管球瘤）边界更清楚，帮助判断病变范围。

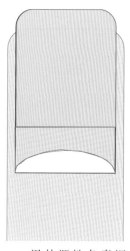

甲外源性色素沉着，如吸烟、使用外用药、剥有颜色水果等，色素沉着近端边缘常与近端甲皱襞边缘一致。原理同涂甲油。涂甲油后一段时间，甲油与甲小皮之间出现正常颜色甲板的外观。

图2-1-8 外源性色素异常示意图

对指甲的临床检查，一般从甲板开始。甲板的厚度、大小、形状、弧度、颜色、透明度、表面光滑度都应该仔细观察，总结出病甲的特征，并与病因、疾病的发展联系起来。甲和指（趾）骨的解剖排列也应该在检查的范围之内。甲排列紊乱，表现为甲的纵轴偏离指（趾）骨的方向，常产生嵌甲和创伤性的畸形，如甲板的增厚和甲下角化过度，两者可共同造成厚甲症。

出现甲的异色症时，首先应判断色素来源。外源性色素造成的色素异常，其色素病变近端边缘往往呈一个弧线且和甲皱襞边缘形状一致（图2-1-8）。如果色素为内源性，则需要使用放大镜或者皮肤镜仔细观察，尤其颜色呈黑色的皮损。纵行的黑色条带，提示色素可能来源于黑色素细胞，且有色素细胞的增生。绿色的皮损可能是微生物来源的色素，如铜绿假单胞菌感染造成的绿甲，需要与内源性色素鉴别（图2-1-9）。如果发现红色或者紫色则可能是甲下血肿造成（图2-1-10）。

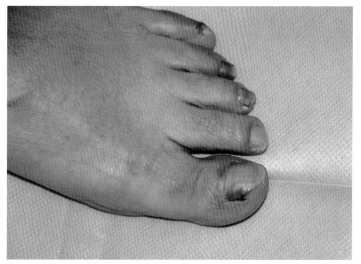

左蹞趾甲分离伴绿甲，多见于甲真菌病的甲分离伴发铜绿假单胞菌感染。

图2-1-9 甲分离伴绿甲

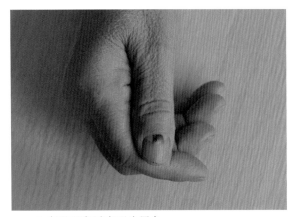

A.肉眼观察时表现为黑色。

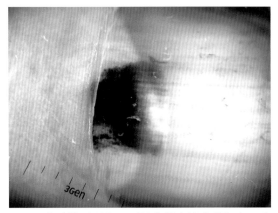

B.皮肤镜下观察，可见皮损边缘为紫红色，出血斑近端外侧可见因甲板向远端生长后造成的血痂碎片。

图2-1-10 甲下出血

　　甲板有可能被其下的角化物质堆积或新生物分离、抬高，所以对甲分离的患者，尤其是单指（趾）出现甲分离时，检查甲床非常必要。操作时，常常需要用指甲剪去部分已经分离的甲板，暴露其下的甲床。甲床上皮角化过度，鳞屑较多，应考虑甲真菌病和银屑病可能。甲床糜烂或有渗出物（图2-1-11），则应排除外伤、甲下化脓性肉芽肿、鳞状细胞癌、无色素黑色素瘤。

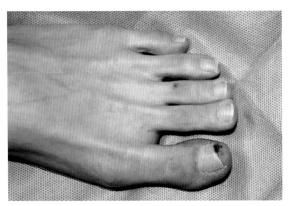

A.左足踇趾甲有渗出。

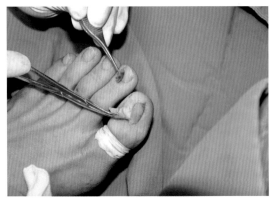

B.手术部分掀开甲板可见肉芽样组织，未见向周围组织浸润，切除后剩余甲床组织正常。切下组织需送病理检查。

图2-1-11 甲下渗出

　　多甲甲床出现糜烂则需要考虑药物的毒性作用，如重症多形性红斑。甲下单发肿物（图2-1-12），则需排除肿瘤。这时需要做彩色多普勒超声、X线或者MRI检查，帮助明确诊断和明确肿物的大小、深度及其与周围组织的关系。对近端甲皱襞的检查则应着重观察其皮肤是否呈健康的粉红色，有无发炎、鳞屑，甲小皮是否存在，在急性和慢性的甲沟炎中甲小皮常常缺失。甲板表面的改变常常是因为近端甲母质的改变而造成的。甲小皮缺失而不伴明显炎症反应是指甲生长受阻的表现，如黄甲综合征，也常见于获得性甲沟炎（图2-1-13）和甲弯曲中。

　　侧面甲皱襞出现炎症常见于嵌甲中，常伴有肉芽肿产生（图2-1-14）。

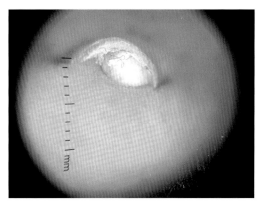

甲下外生骨疣将甲板顶起。

图2-1-12 甲下外生骨疣

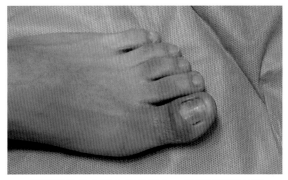

近端甲沟炎中甲小皮常消失，近端甲皱襞红肿。

图2-1-13 近端甲沟炎

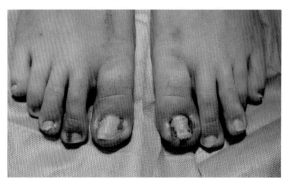

双侧踇趾嵌甲，甲皱襞红肿，甲沟渗液，伴肉芽肿生成，上覆痂壳。

图2-1-14 嵌甲

第二节 | 病史采集

充分的询问病史，对甲病诊断非常重要，尤其是对发病原因的细节询问和发病时疾病最初状态的询问。如果患者保留有疾病发展的影像记录对诊断常常有帮助。询问病史最重要的几点：发病的时间和病程，发病的形式，疾病演变过程，职业、爱好和卫生习惯，皮肤和系统疾病史。

一、病甲出现的时间和病程

一般来说，急性甲病改变的患者，常因为急性病变产生的疼痛和功能的缺失，迅速到医院就诊。相反，慢性甲改变的患者，常因为没有症状，可能长期忽视甲部损害。儿童期发病者，则提示先天性疾病或遗传性疾病。

病程对色素细胞来源甲色素疾病的诊断和处理方法的选择有重要的影响。从出生和儿童时代就存在的甲黑线，更可能是甲母痣或者良性的色素细胞增生。如果单发的纵行黑线出现在成年人尤其是老年患者时，需要排除甲黑色素瘤。如果长期存在的甲真菌病突然迅速进展，常常提示有新的病原体感染或出现了免疫抑制的状态。

二、发病的形式

甲生长缓慢，因此甲板的症状，从甲母质区合成到能够被肉眼观察到而成为临床证据需要2~3个月。因此，考虑病因为甲母质受损时，病史往往需要追溯到体征出现的前几个月。多甲出现Beau's线的患者，常常有系统性疾病的罹患史。儿童出现多个指（趾）脱甲症，常提示在数个月前出现过手足口病。急性的甲创伤常以急性甲沟炎、甲分离、甲下血肿为最初的临床表现。趾甲出现的血肿，常常由慢性的创伤（如鞋不适足和行走时足鞋相互摩擦）造成，患者常不易察觉，所以问诊时常否认外伤史。小的损伤可能引发甲银屑病的Koebner现象，导致疾病反复。药物引起的甲改变，常常在药物使用结束后数月才出现，因此怀疑甲改变为药物引起时，需要追溯数月以前的用药史。

三、疾病演变过程

单甲甲周、甲下反复发作的急性炎症伴发脓疱，可能是连续性肢端皮炎。多甲病变伴甲周反复发作性水疱，可能是甲湿疹。同一指反复发作急性甲沟炎，不能排除单纯疱疹感染。甲改变的病程，对鉴别甲银屑病和远端甲下型甲真菌病也是非常重要的，银屑病会有自发的缓解期，甲真菌病则不会有。

四、职业、爱好和卫生习惯

指甲易在手工作业中受到连续的机械损伤，所以患者的职业和爱好应仔细询问。在某些职业中，如家庭主妇，指甲常常需要较长时间暴露在水和刺激性洗涤剂当中。对脆甲症、甲分离和慢性甲沟炎的患者，应该问清楚这类刺激物接触的频次和种类（图2-2-1）。

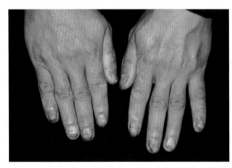 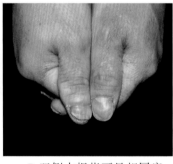 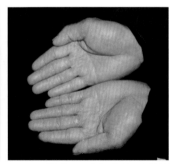

A.患者表现为甲表面粗糙、白甲、纵行黑甲、局部甲小皮消失、厚甲症、甲下角化过度。

B.双侧大拇指可见相同病变，右手拇指甲下角化过度尤为明显。

C.结合双手皮肤广泛脱屑的表现，怀疑双手湿疹或工作、生活接触性皮炎可能。询问职业，患者为建筑工人，常徒手混合水泥，遂诊断为职业性接触性皮炎造成的甲改变。

图2-2-1 职业性接触性皮炎甲病患者甲的表现

咬甲癖和剔甲癖的患者，常常不会意识到或承认他们咬甲或剔甲的强迫行为，但是进一步深入询问患者及家属则常可得到其过度修剪、撕扯甲板和甲周组织的病史。对于甲沟炎的患者，应该询问有无美甲，特别是剔除甲小皮的行为习惯。嵌甲常因为剪趾甲不当造成。有些职业和爱好可以增加鞋与趾甲摩擦造成甲的创伤，比如马拉松运动员和足球运动员、舞蹈演员以及长时间穿高跟鞋的模特。

五、皮肤和系统疾病史

对杵状指的患者应该询问其心肺及恶性肿瘤的病史。怀疑黄甲综合征应该询问患者呼吸系统和恶性肿瘤的病史。多甲的甲黑线应该询问Addison病（Addison disease）、艾滋病（AIDS）、脑垂体腺瘤（pituitary adenoma）的病史。Mee's线应该询问有无砷剂接触可能。Muehrcke's线和Terry's线需要排除肝硬化。对半甲（half and half nails）常需要排除肾衰竭。

第三节 ｜ 甲临床照片的拍摄

临床的诊断技术，包括非侵入性和侵入性的检查，这些技术需要易于实施、利于诊断。照片的拍摄是非侵入性手段中重要的一种。在皮肤科诊室里需要配备一些易于利用的工具，比如指甲剪、皮肤镜、刮勺、拍照时的背景布。拍照时需保证每次拍摄的角度、背景、光线等条件尽量保持一致。一般先拍一张全部十个指（趾）甲的照片，再拍摄病甲的细节，拍摄病甲时可以使用皮肤镜（图2-3-1）。

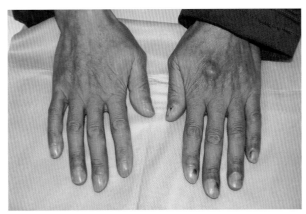
A.先拍摄患者全部十指，发现多指甲板有颜色改变。

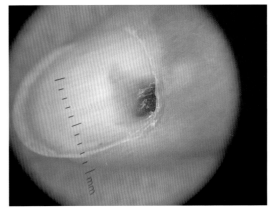
B.再拍摄单个指甲具体病变特点。皮肤镜下，可见甲板出现绿甲改变，边界不规则，结合患者有钓鱼爱好，为感染可能性大。

图2-3-1 多指绿甲

拍摄甲病照片是医学记录的一部分，一张清晰、突出重点的照片比大量文字的描述更能清楚地阐明问题。拍摄时需要建立标准条件，包括灯光、位置、背景和距离。目前采用的拍摄工具包括单反相机，基本都直接产生数码照片，这使反复拍照再筛选最高质量的照片成为可能。数码照片较传统照片更加易于储存、传播、分享。在拍摄甲的照片时，有很多不同于拍摄其他部位和疾病的特殊要求，本节将进行详细探讨。需要注意的是，为患者拍照需要取得患者的同意，并签署同意书。

一、手的姿势

虽然书籍和文献均有少量涉及，但迄今为止仍无甲病图片拍摄的规范指南。拍摄的基本原则是能在照片上看到每一个甲和其周围的皮肤，并能体现病甲的体征特点。因为手掌平放的时候，拇指的角度并非水平，造成照片中拇指指甲与拍摄面有角度，无法展示全部的甲面。所以，如需拍摄全部十指指甲，需要用两张图片来记录。拍摄时应首先嘱患者将双手平置于背景平面，使除拇指外的指甲均在同一个平面，拍下第1张照片。拍第2张照片时，双手握拳相对，拇指并拢，拍摄两拇指指甲（图2-3-2）。

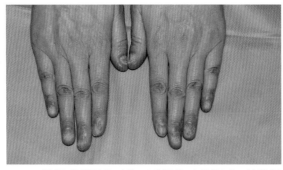
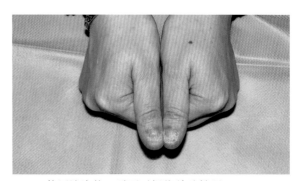

A.拍摄手部照片时将双手平放于背景面，使除拇指外的指甲在同一个平面。部分患者手不能平展，则不能使用该姿势。注意图中两拇指甲板不能正对镜头。

B.使用该姿势，需要对拇指单独拍照。

图2-3-2　手部拍摄姿势

手指弯曲不便的患者，采用这种平置姿势拍照很方便。拍照时可画一张手部位置的示意图置于背景上，以保证不同患者或相同患者每次拍照的姿势和位置相同。

如需在一张图片中展示全部十指指甲，可以采取另一种姿势，即双手微握，双拇指指甲与第4指相碰（与第3指甲相碰，大拇指指甲与拍摄平面会有一定角度），但由于拍摄面与背景有一定距离，在使用闪光灯时，这种姿势在浅色背景上的照片容易出现黑影。采取这种姿势拍摄时，双手可同时握住一个棒状物，但棒状物可能影响图片构图，弱化拍摄重点（图2-3-3）。

还可以采用双手掌重叠，同时暴露10个指甲，缺点是两手的手指不在同一个平面，可能造成其中一个平面图像虚化，而且下方的手背皮肤被完全遮挡（图2-3-4）。在拍摄10个甲的照片之后再对病甲逐一拍摄。

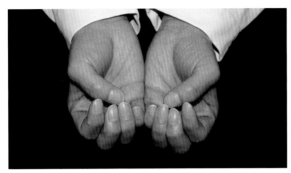

A.十指双手微握，双手大拇指指甲与第4指相碰，使用黑色背景可解决阴影问题，缺点是指部皮肤暴露较少。

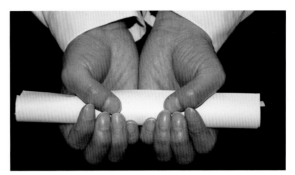

B.双手握棒状物可以保证该拍照姿势动作的一致性，但棒状物可能分散读者注意力。

图2-3-3 十指弯曲的拍摄姿势

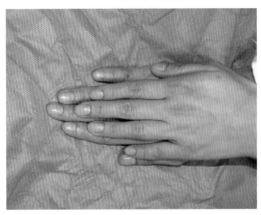

图2-3-4 双手重叠的拍摄姿势

二、足的姿势

拍摄趾甲照片相对简单，因为10个甲板均位于同一平面上。拍摄时只需让患者双膝并拢，双足自然平置于背景平面上即可（图2-3-5），但拍摄时应保持足部和膝关节静止，以免照片模糊。

需要手足甲同时拍摄时，可采用双手放于双足之上，同时暴露20个甲的姿势（图2-3-6）。

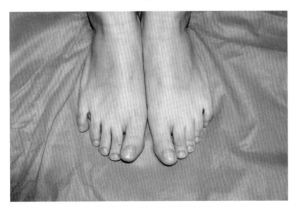

图2-3-5 足部拍照姿势

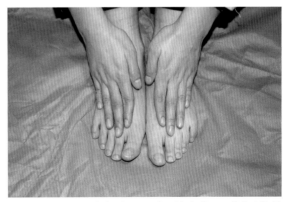

手足同时有病变时可以采用该姿势，可同时获得20个甲的影像。

图2-3-6 手足同时拍摄姿势

三、照片的背景

高质量的照片背景不能复杂和无序，必须单一，避免背景上与病损无关的图像吸引读者的注意力（图2-3-7）。

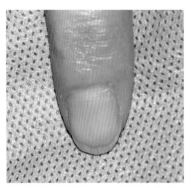

背景图案易分散读者注意力，且拍照时误对焦在背景上，造成主题模糊。

图2-3-7　背景分散读者注意力

不同照片的背景应标准和统一，尤其是同一患者不同时间的随访照片需保证背景一致（图2-3-8）。

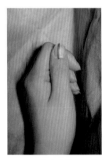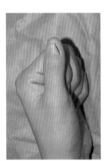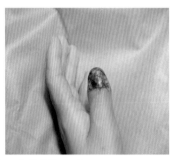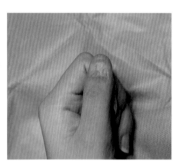

不同时间点的复诊照片，尽量做到光线、背景保持一致。

图2-3-8　不同时间的随访

最常见使用的背景是不反光的，以黑色、淡蓝色或灰色为宜，避免镜面反光（图2-3-9）。

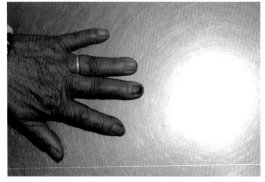

背景为金属表面时，背景的反光会吸引读者注意力。

图2-3-9　在金属表面拍摄的手部照片

黑色背景可以吸收光，避免反射光产生亮点，获得更好的图像对比度，使读者将注意力都集中在重点区域（图2-3-10）。

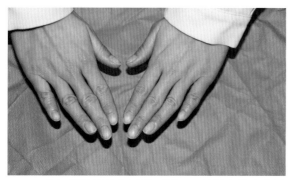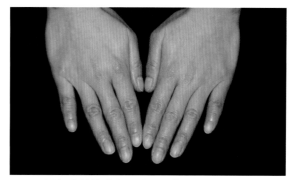

A.蓝色背景使肤色显得更深，且拍摄主体离背景　　　　B.黑色背景使肤色更浅，主体不产生黑色阴影。
越远，产生的黑色阴影越明显。

图2-3-10　常用背景颜色照片的比较

　　浅蓝色的背景，可以防止图像过度曝光，并且使被拍摄的物体与背景有较好的对比度。拍摄时，测光需对准拍摄目标。浅色的背景一般适于拍摄肤色较深的患者。拍摄时，手与背景的关系会影响成像质量，浅色背景与目标物距离太远，则容易在背景上留下黑影（图2-3-11）。

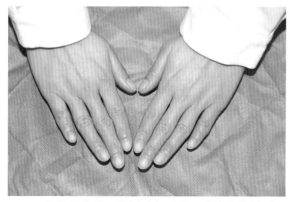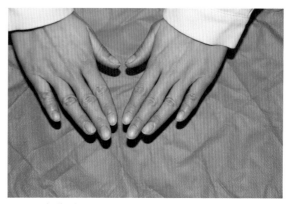

A.在蓝色背景上拍摄手部照片，手放在背景平面　　　　B.离背景平面越远，产生的阴影越明显。如有辅
上，只产生少许阴影。　　　　　　　　　　　　　　　助光源，可以解决这个问题。

图2-3-11　浅色背景主体与背景的距离

四、术中照片的拍摄

　　甲外科的手术过程中，常需要拍摄照片记录手术过程和术中所见。

　　甲外科手术中常常需要记录手术关键步骤（图2-3-12），如在暴露和切除病变之后。在记录特殊的手术过程时，需事先对拍摄的步骤进行规划，以免遗漏拍摄重要的手术步骤。

　　在手术过程中，因为无影灯的存在，相机测光可以选择拍摄目标（如暴露在甲母质的甲黑线、甲床的肿瘤瘤体）进行中心单点测光模式，对焦模式则选择自动对焦，如使用数码相机则最好暂时移开无影灯。手术中拍照一般由助手完成，需要提前对助手进行培训。对特殊的病例，需要制订拍摄计划，甚至书面表单，以防关键步骤被遗漏，并提前告知助手，使其熟悉手术流程和拍照时间点。拍照时，还需防止手术人员挡住镜头。

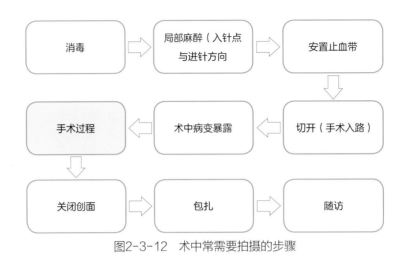

图2-3-12　术中常需要拍摄的步骤

第四节 ｜ 皮肤镜

皮肤科医生在日常诊疗工作中常借助皮肤镜检查对甲病做出诊断。色素类疾病是皮肤镜的最佳适应证。应用皮肤镜检查甲疾病时，应首先掌握标准的疾病模式图形，其次应掌握常见甲疾病在皮肤镜下的特点，这样才能有助于做出准确的诊断。

皮肤镜检查，首先需分辨病变是否为甲异色类疾病，如果确为甲异色，则需排除病变为黑色素细胞来源。如果为黑色素细胞来源，还需进一步区分是色素细胞增生性病变还是色素细胞活化性病变。色素细胞增生性病变中，需要分辨甲母痣或雀斑样痣。不规则的黑色纵线，则需排除甲下黑色素瘤（图2-4-1）。

通过皮肤镜辨别原位黑色素瘤和侵袭性黑色素瘤是很困难的，但从不同的皮肤镜表现形式我们可以得到一些诊断线索，帮助确定是否需要活检，或采用的手术方式。如果为非黑色素细胞来源，则要分辨是否为外来色素，如染甲等。感染也可以引起色甲，最常见的如铜绿假单胞菌。非感染的原因，如甲下出血、原位或侵袭性鳞状细胞癌都可以导致甲颜色的改变。在甲单位形态的改变中甲板形态改变最常见。甲母质受累的炎性甲病和甲母质外伤均可引起甲板形态的改变。甲床的形态改变最常见的原因则是肿瘤和外伤。如果甲病变表现为甲板增厚和甲下角化过度，需使用皮肤镜观察甲床游离缘，明确甲床与甲板之间的变化。如果病变累及甲周组织，则需要观察甲周有无红斑脱屑（接触性皮炎）、粗糙隆起并伴有簇状出血点（疣），或甲皱襞的慢性炎症（湿疹、剥甲癣）。

一、甲真菌病

甲真菌病的临床表现常出现在甲板远端或侧面游离缘，最常累及第1趾或第5趾。皮肤镜下

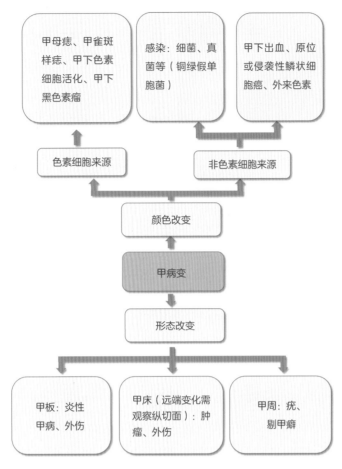

图2-4-1 甲皮肤镜下改变的诊断思路

的特点有：甲板白色或黄色色变，互相叠加的纵行平行线；甲分离，分离近端有锯齿状分界，可见裂片状出血和多种甲板颜色的变化（图2-4-2）。如果出现绿色变化，高度提示在真菌感染后，继发假单胞菌属感染。在视诊和皮肤镜检查后，可行真菌镜检或培养以明确真菌感染及感染菌株。

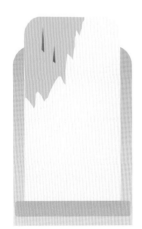

A.皮肤镜下，甲真菌感染可表现为甲白色或黄色变化，犬齿样甲分离线，甲下角化过度，甲下裂片状出血等。

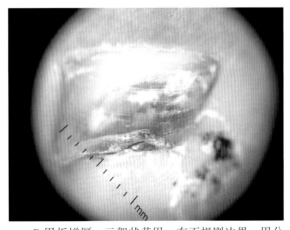

B.甲板增厚，云絮状黄甲，有不规则边界。甲分离，甲板下角化过度。伴有紫色甲下出血斑，周围皮肤有出血斑。真菌检查菌丝阳性。

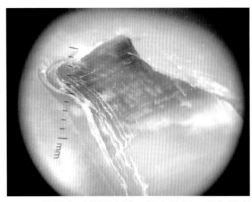 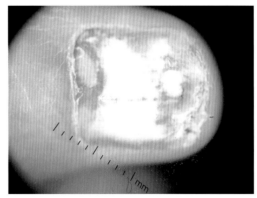

C.黄甲有不规则边界，伴有绿甲。多为甲真 菌感染后继发其他细菌感染，如铜绿假单胞菌。

D.甲板云絮状白甲，甲下角化过度，角化碎 屑可脱落。

图2-4-2　甲真菌感染皮肤镜下表现

二、甲下出血/甲下血肿

甲下出血或甲下血肿是最常见的甲异色原因之一。诊断甲下出血需详细询问病史，比如有无创伤和使用抗血栓的药物。甲下出血或甲下血肿的皮肤镜特点：不规则形或圆形的黑色、紫色或红色斑片，短而细的纵行条纹，周围颜色逐渐减退，呈紫色或褐色，有时可见甲周皮肤伴发出血。在甲下出血斑的周围可出现一些小的圆形出血点，尤其在皮肤镜下出血斑远端出现这种出血点是诊断甲下出血的有力证据。甲半月下的出血，因为近端甲板与其下甲母质连接较疏松，并且没有甲床与甲板的纵脊，血液可积聚形成圆形斑片，可通过透明的甲小皮观察到，此现象应与黑色素瘤的哈钦森征（Hutchinson's sign）鉴别（图2-4-3）。

大部分甲下出血会持续伴随甲板的生长逐渐向远端移动。长期随访的患者可以用皮肤镜记录出血的位置，如病变逐渐向外生长，可明确甲下出血诊断。但部分血肿位置较深，有可能不随甲板长出。长时间存在并形成整个甲板纵行色变，需要做活检以排除肿瘤。

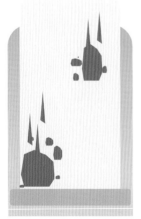 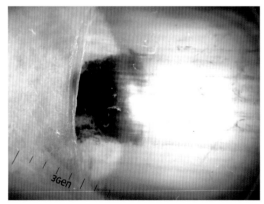

A.甲下出血模式图。出血表现为圆形或不 规则形红色、紫色或黑色斑。可伴有碎片状出 血和小圆形出血点。颜色较深的出血斑，边缘 常可见紫色斑点。

B.颜色较深的出血斑需与其他原因造成的色 斑区别，可以观察到斑片周围有碎片状或团片状 出血。

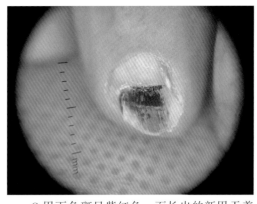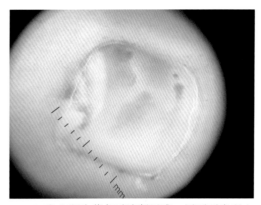

C.甲下色斑呈紫红色,而长出的新甲无着色,紫色出血斑逐渐向外长出。

D.出血斑为紫色时诊断不难。甲下可出现血浆渗出导致的黄褐色变。

图2-4-3 甲下出血皮肤镜下表现

三、皮肤疾病伴发的甲病

甲银屑病会出现肉眼可观察到的甲下角化过度、甲增厚、甲分离和甲板脆裂等特征性表现,而上述体征表现不典型时,皮肤镜可以辅助诊断。对于甲银屑病造成的甲分离,皮肤镜下可见甲分离边缘有黄色和红色的边界。银屑病的甲下裂片状出血和甲下角化过度在皮肤镜下表现得更为清晰(图2-4-4)。皮肤镜还可以分辨与甲银屑病有相似临床表现的疾病,如湿疹、接触性皮炎(美甲造成的刺激性皮炎)等。

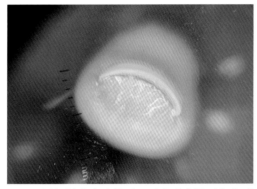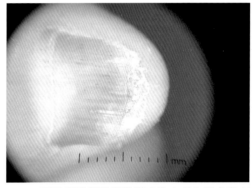

A.甲银屑病皮肤镜下,可表现为甲下角化过度,裂片状出血。

B.甲母质受累的甲银屑病常表现为甲半月变形,甲板破裂,甲周皮肤炎症,甲小皮消失。

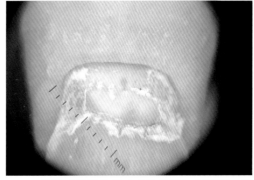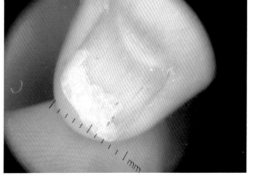

C.美甲后化学物质造成的局部红斑鳞屑、甲板脆裂,需要与甲银屑病鉴别。

D.银屑病的甲分离边界与正常粉红色甲床之间常出现因为血清渗出造成的黄色带。

图2-4-4 甲银屑病的皮肤镜下表现

四、甲下乳头状瘤

甲下乳头状瘤是一种良性的肿瘤，它起源于远端的甲母质或者甲床，典型的表现是纵行白甲或者红甲。病变常不累及近端甲母质。偶见甲下乳头状瘤表现为纵行黑甲。皮肤镜观察甲板远端游离缘常可看到一个楔形的角化过度增生物（图2-4-5）。

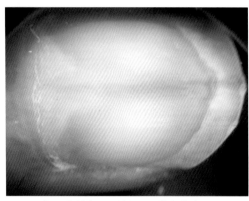

A.表现为纵行红甲的甲下乳头状瘤。

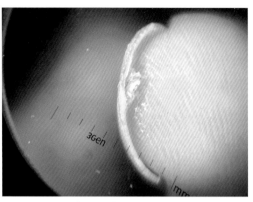

B.甲板远端游离缘可见角化增生物。

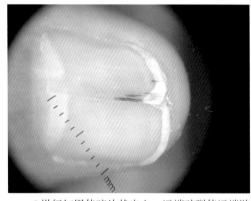

C.纵行红甲伴碎片状出血，远端破裂伴远端游离缘角化物质生成为甲下乳头状瘤特征性改变。

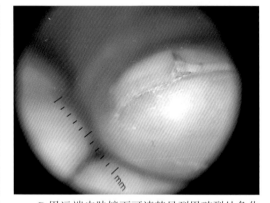

D.甲远端皮肤镜下可清楚见到甲破裂处角化团块。

图2-4-5　甲下乳头状瘤皮肤镜下表现

五、甲下、甲周疣

甲下、甲周疣常常通过肉眼可得出诊断，而皮肤镜可以对亚临床和不易发现的甲下疣进行诊断，也可以用于评价治疗效果。甲下、甲周疣的皮肤镜表现为黄色或皮色结节、斑块，表面粗糙，呈疣状或绒毛状增生。常多个出现并可融合成片，集簇分布的红褐色点是扩张的毛细血管和出血点，此皮肤镜特点有诊断意义（图2-4-6）。

六、人为损伤和外来色素

人为性甲损伤和甲染色常因出现突然而使患者非常焦虑。例如，在夏天潮湿的皮鞋内壁的色素脱落，造成𧿹趾不规则的黑褐色染色，但这种颜色可以被擦除。另外，衣物掉色或使用有色消毒液（如碘附）等，都可能引起指甲染色。外伤可伴发甲下的出血，空气进入甲下形成白甲，易出现于常光脚走路的人。长期摩擦、撕咬甲板或甲周组织形成的习惯性甲损伤，如剔甲癖、咬甲癖等在皮肤镜下可看到甲板破裂、甲分离、甲周组织的脱屑、炎症改变。皮肤镜也可以帮助鉴别因外伤造成的甲板颜色改变与色素性疾病（图2-4-7）。

七、血管球瘤

血管球瘤占手部软组织肿瘤的1%~5%，在肿瘤的章节会详细介绍。皮肤镜可以帮助明确该肿瘤的位置从而拟定手术范围。瘤体较大或层次较浅时，皮肤镜下可见到紫色或红色结节，部分皮损可形成纵行红线或纵行的甲板缺失（图2-4-8）。

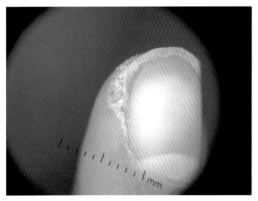

A.甲周可见角化过度、表面粗糙结节。

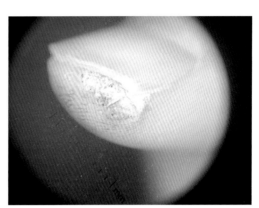

B.病变可呈菜花状，可见簇状红色或紫色点。

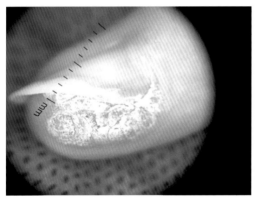

C.甲下受累时，常常导致甲分离和甲板变形。

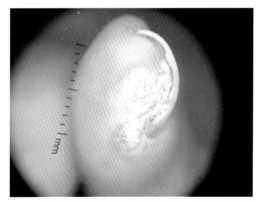

D.甲下和甲周常常同时受累，治疗不易彻底，容易复发。

图2-4-6　甲下、甲周疣皮肤镜下表现

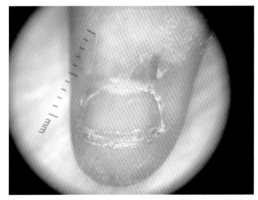

A.习惯性撕扯甲逆剥、啃咬甲缘造成甲板远端边缘不规则，甲板过短、脱屑，近端甲皱襞炎症、逆剥明显。

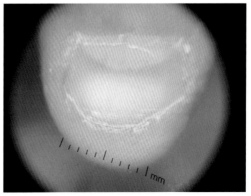

B.患者习惯性咬甲，造成甲板过短，远端甲下皮甲周皮肤角化过度，脱屑。

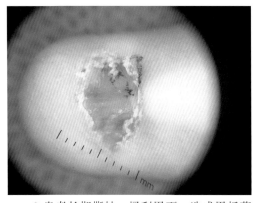 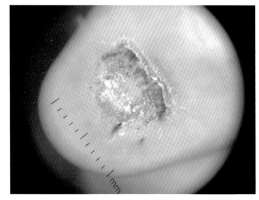

C.患者长期撕扯、搔刮甲面,造成甲板萎缩破裂,甲床退化,甲下皮消失,色素细胞活化,形成纵行黑甲。

D.习惯于搔刮甲板及甲周,造成甲板破裂、消失,甲小皮角化过度,甲床毛细血管增生,甲床退化,甲周组织皲裂。

图2-4-7 人为习惯性损伤甲的皮肤镜下改变

 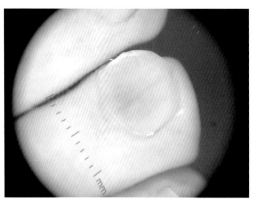

A.甲下血管球瘤模式图。可见甲床或甲母质近端紫色结节影。

B.甲板弧度变平,甲板近端中央可见颜色偏紫色区域。

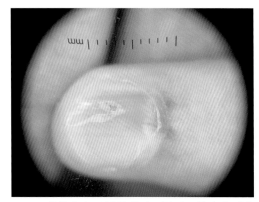 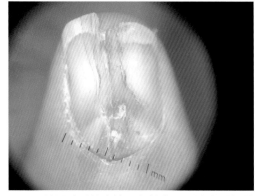

C.瘤体存在于甲母质时,甲下血管球瘤可表现为纵行红线,原因可能是瘤体压迫甲母质而导致生成的甲板变薄,其下甲床血管更易显现。

D.甲母质下的瘤体逐渐扩大,可造成甲板纵行破裂。

图2-4-8 血管球瘤的皮肤镜下表现

八、鲍温病和鳞状细胞癌

鲍温病和鳞状细胞癌虽然较少发生在甲部，但数量呈逐渐上升趋势。这些肿瘤发生在甲下时，临床特征常常不典型，易与一些良性疾病混淆，如寻常疣、甲真菌病、化脓性肉芽肿等，易误诊、漏诊，这时皮肤镜检查尤为重要。皮肤镜下色素性的鲍温病常出现褐色点，沿纵线排列，也可形成纵行黑甲；非色素性的鲍温病和鳞状细胞癌常呈现血管集簇分布造成的红点。鳞状细胞癌常表现为黄色结节，伴疣状的粗糙表面，甲下常伴裂片状出血，与甲下的寻常疣难以区分。鳞状细胞癌表现为肉芽肿样时不具备这些表现。

九、纵行黑甲

不同于皮肤黑色素增生性疾病，可以直接用皮肤镜进行观察。甲的色素反映的是数月前甲母质中黑色素细胞产生黑色素的情况。纵行黑甲，可以是黑色素细胞痣、甲下雀斑样痣、甲下色素细胞活化（又称人种差异的黑甲征），后两者常被合起来称为甲黑斑。纵行黑甲也可见于药物引起的色素增加，或者恶性黑色素瘤。

很多药物都可以使指甲发生改变。少数药物可以使甲母质、甲床和甲周的皮肤产生毒性反应，包括维A酸类、化疗药物（如紫杉醇）。除了不明显的黑色素沉积之外，还可出现甲下出血、橘黄色的颜色改变、急性伴有疼痛的甲沟炎、甲分离、甲下角化过度、甲横向曲度变大。产生的甲改变类型可能与使用药物的剂量有关。米诺环素有可能使甲板呈现蓝灰色纵行条纹，类似于甲下雀斑样痣，与使用米诺环素的剂量无明确相关。这种改变可在服药数年后出现，并常伴其他部位色素变化。色素细胞活化可见灰褐色的色素沉着，色素较浅、边界不清、颜色均一。甲母痣的颜色可以从淡褐色到深褐色到黑色。先天性色素痣常累及甲周皮肤。皮肤镜还可以用于测量甲母痣宽度的变化，也可以帮助我们分辨假性和真正的哈钦森征。黑色素瘤的线条颜色常不均匀，边界不规则，部分色素条带上还有深色的色素颗粒，从近端向远端移动（图2-4-9）。

A.甲下色素细胞活化模式图：常表现为颜色较浅的灰色条带。

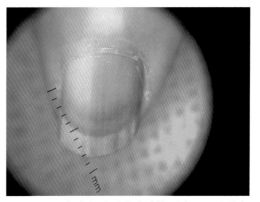

B.甲下色素细胞活化皮肤镜下表现。虽然色素较浅，但明确诊断仍需病理检查。

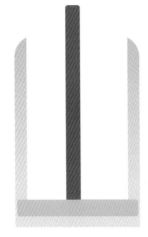

C.甲下雀斑样痣模式图：其主
要表现为褐色、均一纵行条带。

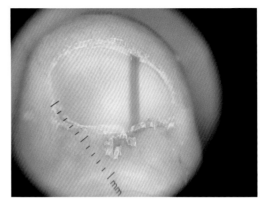

D.甲下雀斑样痣皮肤镜下表现。

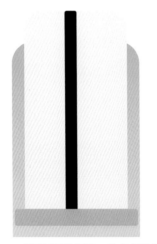

E.甲母痣模式图：常表现为均
一黑色或深褐色纵行条带。

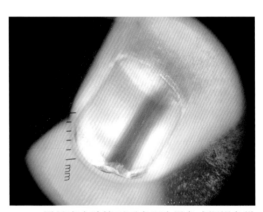

F.甲母痣皮肤镜下可表现为黑色或深褐色纵
行条带，远端可有甲脆裂。

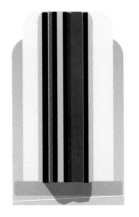

G.原位黑色素瘤模式图：可出
现黑色条带，颜色不均一，边界
不规则，哈钦森征阳性。

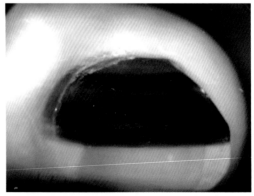

H.原位黑色素瘤皮肤镜下可见深黑色条
带，颜色不规则，可出现或不出现哈钦森征阳
性。怀疑该病时需要早期活检明确诊断，尽早
治疗。

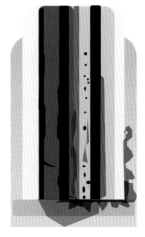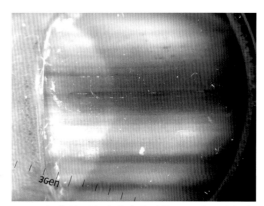

I.侵袭性黑色素瘤可表现为不规则的黑色条带，伴色素团块，明显的哈钦森征。

J.侵袭性黑色素瘤在皮肤镜下可表现为颜色不一、边界不规则的纵行条带，伴色素团块，哈钦森征常明显。

图2-4-9　纵行黑甲皮肤镜下表现

第五节 ｜ 甲活检

甲病表现多样，而不同甲病也可以有相近的临床表现，因此仅凭临床特点和皮肤镜检查无法得出正确诊断时，甲的病理检查就显得尤为重要。

甲活检应该在最大限度保留甲的功能和外形的同时，获得足够的、适宜的组织。甲活检和皮肤活检最大的区别是坚硬的甲板对手术造成的困难，在一些伴有甲板增厚的疾病中尤其明显。手术前夜用10%的尿素软膏封包软化甲板，或者让患者在手术前用温水浸泡30 min软化甲板，可以使甲板易于切割。活检目的不同，需要切开的甲板范围也不相同，尽量只掀开部分甲板。保留甲板，有利于减少创伤，缩短恢复时间，减少甲变形可能。具体拔甲和手术术式可参见"甲肿瘤"和"甲外科"章节。

一、甲床的活检

甲床活检简单而安全，可用于甲分离、甲下角化过度和甲床肿瘤等疾病诊断。活检部位的甲板与其下甲床已分离时，可预先剪去甲板，在直视下进行甲床的取材。如果甲板没有分离，可以进行全拔甲或者部分拔甲，以暴露活检部位。在通常情况下，尽量使用部分拔甲，以防全拔甲后形成后遗症（如远端嵌甲）；如果部分暴露甲床后不能获得足够的样本，才行全拔甲。取材时可以用环钻或切除的方法。环钻使用方法与皮肤活检相同，但如果需取得更多组织量，则需要用手术刀切取。甲床上取材后遗留的缺损，可以二期愈合。部分患者可以用6 mm直径的环钻，钻开甲板后再用3 mm的环钻取出甲床样本，最后将甲板回植。对于较大的皮损（如良性

肿瘤），需要对皮损进行完整切除，这时使用手术刀为宜，切除时深度可达骨面。宽度
<3 mm的缺损可使用可吸收线进行直接缝合，如果不能直接缝合，可以在骨面深度游离创缘两
侧形成甲床游离皮瓣，再进行缝合。缝合时可能会牵拉甲床，所以不可打结过紧，以免形成甲
床切割伤，加重甲床瘢痕。最常见甲活检术式见图2-5-1。较大的缺损也可以不缝合，二期愈合
常常也不会造成明显的甲变形。用可吸收线缩窄创口可以减少甲床瘢痕。

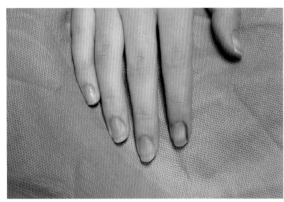

A.对于在甲板边缘的样本，可以采取部分掀开甲板，打开甲沟取样的方法。

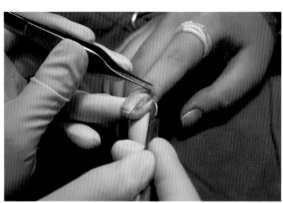

B.部分掀开甲板，切开甲皱襞，完全暴露病变。

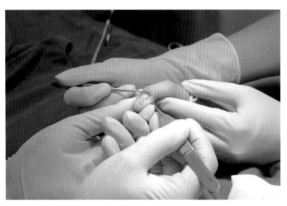

C.色素性疾病应切取全部皮损。

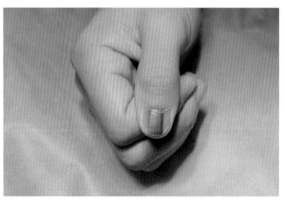

D.对于怀疑黑色素瘤的病变需要完全切除色素部分用于活检，对临床高度怀疑者可以直接治疗性切除。

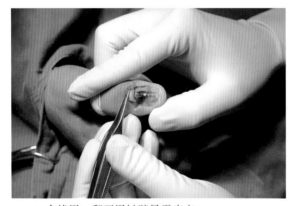

E.全拔甲，翻开甲皱襞暴露病变。

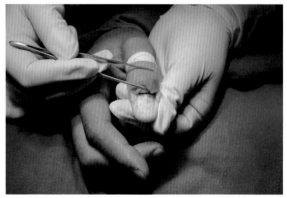

F.全切病变送检。

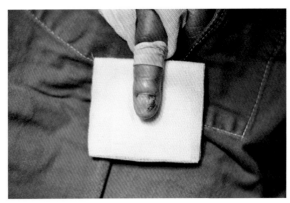

G.对甲床增生物，可先充分暴露病变。

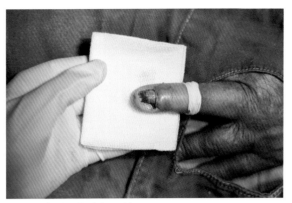

H.将增生物全切送检。

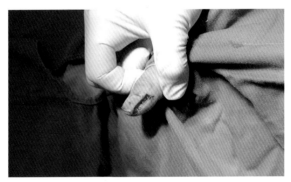

I.甲银屑病、甲扁平苔藓等炎症性疾病，活检则常采用侧面纵行切除的方法。其优点是可以同时获得甲母质、甲床、甲板、甲周皮肤的样本。另外，切除缝合后可形成新的甲沟，对外形影响较小。

扫描封面二维码可观看甲活检手术视频

图2-5-1　各种甲活检方法

二、甲母质活检

甲母质活检常见于纵行黑甲。为了得到正确的诊断，需要尽量切取整个色素皮损，所以更倾向于切除活检而不推荐环钻。由于远端甲母质合成腹侧甲板，所以病变在远端甲母质时，去除部分甲母质可能不会明显影响甲板的表面形态，但切除范围较宽时，可导致甲板变薄。反之，切除近端甲母质，甲床则容易出现变形。手术时为了充分暴露甲母质，可掀开全甲板或掀开近端部分甲板（图2-5-2）。

有学者主张掀起比纵行黑甲两侧稍宽的一条纵行甲板暴露皮损，切除色素病变，但这种方法难以分辨病灶颜色较浅的边缘，暴露和去除病灶可能不充分，造成复发。为了更明确病灶的边界，可以在病灶边缘皮下注射生理盐水或局部麻醉药物（图2-5-3），使病灶周围甲床变得苍白，增加病灶和正常组织的对比度，更有把握完全切除病灶。

在切取病灶以后，尽量将掀起的甲板回植，促进创面修复。具体的手术方法可见"甲外科"章节。

获得的标本应该铺平在一张滤纸上并标出皮损的方向（图2-5-4），利于病理医生定位和明确切片方向，否则条形样本可能会在固定液中卷曲，不利于病理医生固定和切片。怀疑黑色素瘤的标本需连续切片，以明确诊断。

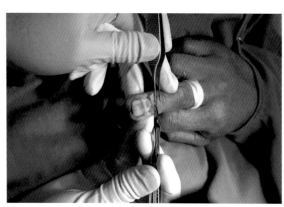 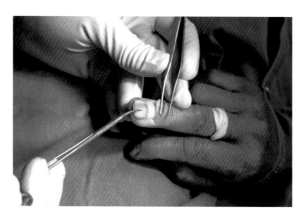

A.病变仅累及甲母质时，可部分掀起近端甲板及近端甲皱襞，充分暴露病变。

B.切取病变部分后，切开的近端甲板可以回植以保护创面。

图2-5-2 甲母质活检

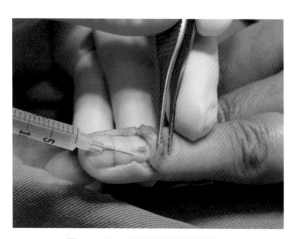

图2-5-3 甲床及甲母质下注射

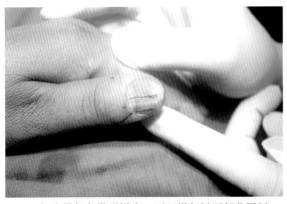
A.切取纵行条带形样本，可以纵行掀开部分甲板。

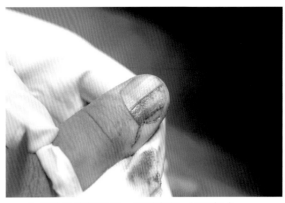
B.部分掀开甲板后，暴露病变，切取标本。

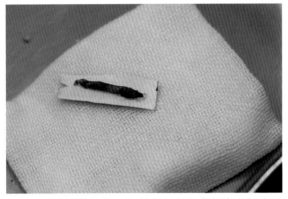
C.甲活检的样本一般较小，需妥善保存。标本最好腹侧向下平铺于纸片上，利于病理医生正确的固定和切片。

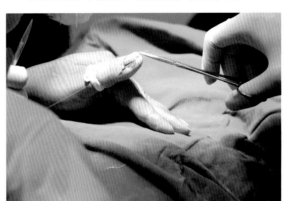
D.甲床上的纵行缺损可使用可吸收线缝合。

图2-5-4 活检标本处理

参考文献

［1］BARAN R. Baran & Dawber's Diseases of The Nails and Their Management［M］. Hoboken：Wiley-Blackwell，2019：105-204.

［2］RICH P. An Atlas of Diseases of The Nail［M］. New York：Taylor & Francis e-Library，2005：6-9.

［3］PIRACCINI B M. Nail Disorders［M］. Bologna：Springer，2014：23-34.

［4］RICHARD K S. Nails：Diagnosis · Therapy · Surgery［M］. Saunders：Elsevier，2005：27-71.

［5］TOSTI A. Dermoscopy of the Hair and Nails［M］. Boca Raton：Taylor & Francis Group，2016：159-197.

［6］ACCETTA P，Accetta J，Kostecki J. The use of digital cameras by US dermatologists［J］. J Am Acad Dermatol，2013，69（5）：837-838.

［7］LEGER M C, WU T, HAIMOVIC A, et al. Patient perspectives on medical photography in dermatology［J］. Dermatol Surg, 2014, 40（9）: 1028-1037.

［8］KALIYADAN F, ASHIQUE K T. A simple method to improve the quality of nail photography［J］. J Am Acad Dermatol, 2016, 75（1）: e25-e26.

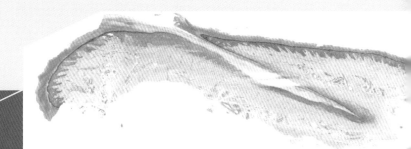

第三章

甲的体征
Nail Signs

第一节 | 甲单位外形的变化

一、杵状指

公元1世纪，希波克拉底第一次描述一位脓胸伴杵状指的患者，因此杵状指又叫希波克拉底指（clubbing or Hippocratic fingers）。杵状指形态学的改变包括：指甲横向和纵向的曲度均增加；指尖软组织增生，近端甲皱襞与甲板的角度＞180°。指甲曲度的改变最常见于前三指，弯曲度多变，可以呈纺锤形或棒球棒形，可伴有发绀（图3-1-1）。杵状指的成因与缺氧造成的甲板周围软组织增生有关，多见于呼吸系统和心血管系统疾病。

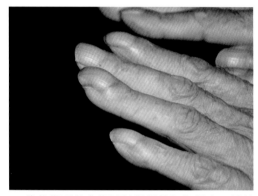

杵状指可见多指甲板周围软组织增生，甲板纵向和横向曲度都增加。

图3-1-1　杵状指

二、匙状甲

匙状甲（koilonychia），又称凹甲。和杵状甲表现相反，甲板两侧缘升高，中间呈凹面，形似汤匙，故名叫匙状甲。病变从侧面观察时更为明显，常见于拇指，但可累及多指甚至全部指甲，趾甲少见，但婴儿期可有踇趾受累，甲下组织无明显异常。远端游离缘甲下角化过度时，需要排除甲银屑病、职业原因或习惯性损伤。职业原因造成的匙状甲常累及前三指，甲板质地可正常，也可以变薄或增厚，有时变软。先天性匙状甲表面可光滑。线状苔藓伴发的匙状甲，甲板可伴有纵行裂纹（图3-1-2）。

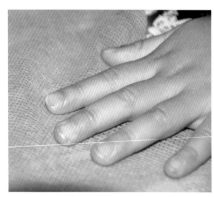

A.左手第2指甲出现匙状甲。

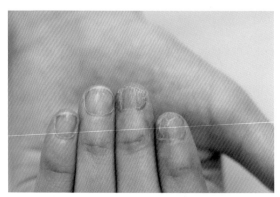

B.线状苔藓伴发的匙状甲表面呈纵行裂纹。

图3-1-2　匙状甲的临床表现

一些疾病伴发的匙状甲，甲板可被中间一条纵脊分为左右两部分，这两部分分别下凹，形成左右两个匙状甲的症状（图3-1-3），比如甲湿疹、甲扁平苔藓、外胚层发育不全。

锯齿状匙状甲综合征中可见所有的指甲呈匙状甲表现并伴发横沟。在近端甲皱襞下注射糖皮质激素可暂时缓解该症状。

花瓣形甲，是早期匙状甲的变形，表现为甲的弧度变平。

引起匙状甲的原因有很多，包括贫血、

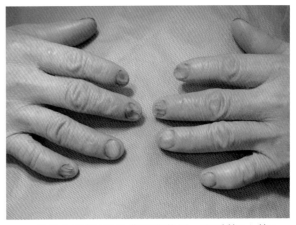

患者左手第2指为典型匙状甲，左手第3、第4指，和右手第3指甲板被中间纵脊分为左右两部分。

图3-1-3 被纵脊分为两半的匙状甲

皮肤病影响到甲单位、内分泌疾病、营养缺乏（比如末梢毛细血管血流不足）等。指甲疾病中匙状甲最常见于扁平苔藓、甲银屑病、甲湿疹和粗面甲。

三、甲横向曲度过大

（一）根据形态的不同分类

甲横向曲度过大（transverse overcurvature of the nail）根据形态的不同分为3种类型：钳状甲（又叫号角状甲或欧米茄甲）、瓦状甲、折叠甲（图3-1-4）。

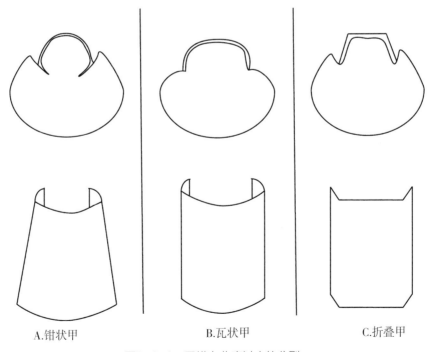

A.钳状甲　　　　　　B.瓦状甲　　　　　　C.折叠甲

图3-1-4 甲横向曲度过大的分型

1. 钳状甲　钳状甲（pincer nail）是一种横向曲度过大，甲板弯曲度沿纵轴从近端到远端逐渐增加，远端游离缘弯曲度达到最大为特点的病变。由于横向弯曲度变大，甲板两侧缘会逐渐向内收缩，将其下方软组织钳住，但不一定会刺破表皮（图3-1-5）。

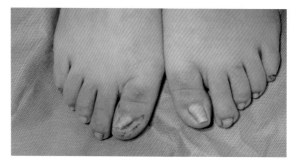

患者双侧踇趾甲板横向曲度增加，形成钳状甲。
图3-1-5 长时间穿尖头鞋造成的钳状甲

在一些极端的病例中，甲板的两侧缘会闭合在一起形成隧道，甚至继续向内卷曲形成号角样，被称为号角状甲（trumpet nails）。这类患者的甲下软组织在一段时间以后可以完全消失，如果伴发其下骨质的吸收，可形成贝壳甲综合征（shell nail syndrome）。

钳状甲形成的原因，可能与两侧的甲母质近端外侧角向外侧延展，甲母质横向弧线逐渐变平有关。远端甲床可没有变化也可因为外伤、结缔组织病、甲真菌病等造成甲床瘢痕样缩窄，从而造成甲板横向曲度增大（图3-1-6），最后变形的甲板高于原平面，并形成一个圆锥形。

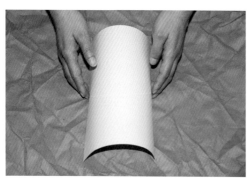 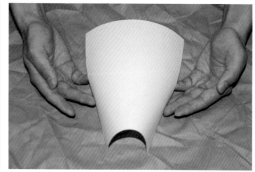

A.白纸卷曲模仿正常甲板的曲度。　　　　B.近端甲板随趾骨近端外展后，远端随之曲度增加。

图3-1-6 钳状甲形成原理

由于甲和远端的趾骨连结非常紧密，长时间升高的甲板和甲床会持续牵引远端指骨背侧，形成骨疣（图3-1-7）。

早期钳状甲形态学上的变化不明显，且无不适，患者就诊往往是因为病变中后期受到轻度触碰即可引起疼痛。钳状甲可以因为后天引发，也可与先天性的疾病相关。长期鞋不适足、潜在的疾病，比如趾的甲下骨疣和骨关节炎，

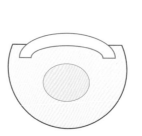 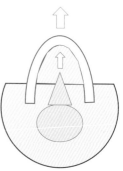

左侧为正常甲单位横切面。右侧显示甲板曲度增加后，将甲床上拉，甲床将其下骨向上牵拉，形成骨疣。
图3-1-7 钳状甲下骨疣的形成原理

都可能是钳状甲形成的原因。甲真菌病也可以引起钳状甲，抗真菌治疗后症状可以得到缓解。β受体阻滞剂引起的钳状甲非常少且可逆。胃肠道恶性肿瘤可以伴发钳状甲。另外，系统性红斑狼疮、动静脉瘘和肌萎缩性延髓侧索硬化症，都可以伴发钳状甲（图3-1-8）。钳状甲的治疗，会在"甲外科"章节详细阐述。

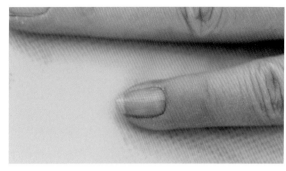

系统性红斑狼疮患者左手小指甲甲板曲度逐渐增加，形成钳状甲。

图3-1-8 系统性红斑狼疮患者伴发钳状甲

2. 瓦状甲 瓦状甲的横向曲度也会增加，但是指甲两侧的边缘保持平行，形似瓦片。

3. 折叠甲 在折叠甲中，指甲的表面几乎保持扁平，但在两侧或者是单侧，会出现指甲边缘呈直角的折叠，如甲板两侧同时折叠，一般会保持相互平行。

这类甲板变化需与嵌甲鉴别，单纯的甲横向曲度增加一般不伴有甲周软组织炎症性水肿。

（二）根据病因和发病原理的不同分类

甲横向曲度过大根据不同的病因和发病原理，可分为3类。

1. 对称发病 常见于遗传因素，可以在一个家系中数代有发病，也可以在同代的多个家庭成员中发病。最常累及踇趾，其余趾甲也可发病。这种病变常常和趾骨排列紊乱有关（图3-1-9）。

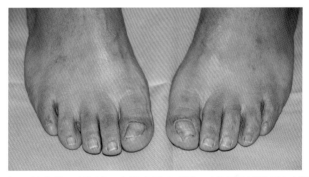

患者双侧趾骨向第2趾偏斜，容易摩擦和损伤，形成甲板增厚与折叠甲。

图3-1-9 趾骨排列紊乱与甲异常

如踇趾长轴偏斜，而其他的趾偏斜不明显。X线检查可显示踇趾远端骨关节向外稍移位，趾骨的近端变宽。远端趾骨的尖端背侧可能会形成一个因为牵引形成的骨疣。组织病理检查可见疣体为无定形、高密度骨组织，甲床上皮由近及远进行性的角化过度，乳头瘤样增生。

2. 不对称发病 常为获得性。可能是源于创伤、手术或者其他的皮肤病，特别是远端骨关节退行性变相关疾病。此类型最常见于老年女性。X线显示踇趾远端骨关节的基底变宽。由于末端趾骨基底的变宽，与其附着在一起的甲母质近端部分同时曲度降低、外展，近端曲度减少，而甲板远端曲度增加。曲度逐渐增大的远端甲板逐渐牵引甲床，并通过甲床对其下的末端趾骨背侧持续牵拉，形成骨疣。钳状甲的治疗需减少甲母质向外的张力，必要时可以选择性地切除部分近端甲母质，并铺平甲床，伴骨疣形成者需将骨疣去除。

3. 反复地拔甲、损伤远端趾骨和甲组织造成的钳状甲。一些皮肤疾病，如甲银屑病和甲真菌病，引起甲床萎缩，进而造成甲板横向曲度增加。

四、鹦鹉喙甲

鹦鹉喙甲（parrot beak nails）因指甲游离缘过曲，形似鹦鹉嘴而得名。甲的弯曲从甲板和甲床（远端甲沟）分开处开始，一般无临床症状（图3-1-10）。指甲在温水中浸泡30 min可以暂时性地使曲度减小甚至消失。迟发性皮肤卟啉病中出现的远端甲板的扭转，可能也是鹦鹉喙甲的一种表现。指尖端的外伤后，指骨缺失，导致甲床缺乏指骨的支持和瘢痕牵缩，也可导致鹦鹉喙甲。指尖端的截指

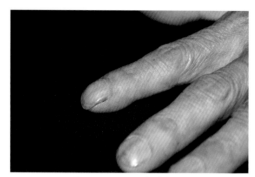

图3-1-10　鹦鹉喙甲

术后缝合过紧也可引起该体征。部分报道显示滥用毒品，如可卡因，可以引起鹦鹉喙甲和远端指腹的萎缩，最常累及拇指和示指，可伴甲小皮的缺失。可能是由于可卡因导致血管收缩进而使指端相对缺血萎缩，甲板继而过曲生长。鹦鹉喙甲可以造成指甲的功能障碍，最简单的治疗方法是将过度卷曲的甲剪短。

五、球面甲

球面甲（curved nail of the toe）常为先天性，对称出现，表现为趾甲板横向和纵向弯曲度增加，背侧呈球面样，以第4趾多见，可伴或不伴末端趾骨的异常。这种甲改变与创伤后的指甲改变相似，甲板缺少组织支撑导致了甲相对过度的生长，导致甲的过度弯曲。先天性的第4趾球面甲首先出现先天性的末端指骨变短，过度弯曲的甲板是继发的现象。部分婴幼儿或儿童趾甲生长较周围支撑组织快，可形成多趾类似球面甲的甲改

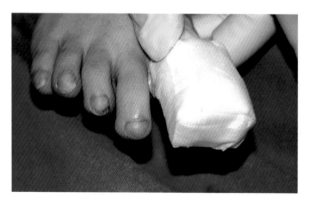

患者踇趾行甲黑线手术，其第2趾、第4趾、第5趾表现为球面甲。

图3-1-11　球面甲

变，但不伴甲增厚和甲下角化过度，区别于甲弯曲（onychogryphosis）（图3-1-11）。

六、爪形甲

爪形甲是（claw-like nail）一趾或多趾，尤其是第5趾形成圆锥形甲，类似动物的爪。多见于女性长期穿高跟鞋或太窄的鞋。常常因为摩擦造成角化过度，类似于脚的胼胝。先天性的爪

形指（趾）甲也有报道。部分病例爪形甲可以向背侧弯曲呈现一个向上的凹面。

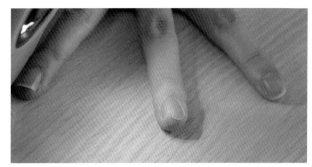

甲板远端出现三角形损失区域。该患者为教授，书写板书时病变部位常在黑板摩擦。

图3-1-12 磨损甲

七、磨损甲

患有异位性皮炎、湿疹等瘙痒性皮肤病的患者，长期的搔抓和摩擦皮损导致甲板表面反光和异常光滑，游离缘磨损，形成磨损甲（macronychia / micronychia）。这种表现也可以见于以下情况：如需手长期持重物（如拾荒者长期提拉较重袋子的动作），需要用指甲反复去摩擦和搔抓某个地方（如用指甲去剥离东西的动作），有洁癖的患者，反复清洗手与指甲的患者。病变最常见于惯用手的中间三指，甲板的远端游离缘常常出现一个三角形的超薄区域，三角形的底在甲板游离缘，顶点指向近端（图3-1-12）。

指甲游离缘处，是甲板最薄弱的地方。有部分心理障碍患者用指甲抓墙壁或家具表面可造成磨损甲。皮肤镜下可见病甲甲床变红，毛细血管增多，甲板变薄区域点状出血。经常接受美甲的人群，由于反复使用指甲锉打磨指甲表面、使用丙酮卸除甲油，都可能使指甲产生磨损甲症状。

八、甲萎缩

甲萎缩（onychatrophy）可以分为获得性和先天性。获得性的甲萎缩，多见于扁平苔藓，主要的临床表现为甲板变薄、变小，同时伴发甲层裂和甲纵裂（图3-1-13），症状可以进行性加重，最终瘢痕组织可能代替萎缩的甲板。

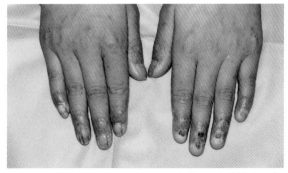

A.患者多指出现甲板变小、变薄，同时伴有指部皮肤红斑脱屑，甲异色。

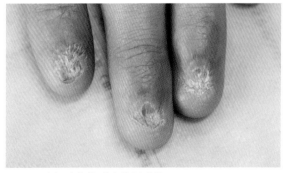

B.甲扁平苔藓形成的甲萎缩。

图3-1-13 甲萎缩临床表现

九、无甲

无甲是指部分或全部甲缺失。甲母质和甲床失去了产生角质的功能。一些先天性无甲，可能与骨异常有关，因为指甲的产生不仅与指甲下方的末端指（趾）骨相关，也与近端指（趾）骨有关。当指（趾）骨发育不全或者缺失时，甲板形成可能会受影响造成无甲。一些先天性疾病，如甲膑综合征（nail-patella syndrome），无甲是特征性表现之一。在症状不明显的病例中，拇指甲半月常消失。在先天性无甲相关的综合征中，常伴有身体其他部位的临床症状。在获得性甲萎缩中，甲母质损害造成甲板角质形成减少，瘢痕逐渐形成并取代产生甲板的甲母质（图3-1-14）。有报道称皮肤T淋巴细胞瘤会造成获得性的无甲。无甲和甲萎缩并不能明确的区分。一些局部或者系统性的因素可以造成暂时性无甲，比如使用维A酸治疗后。

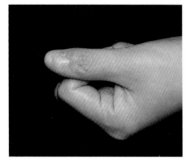

图3-1-14　手术切除甲单位后造成的无甲

十、厚甲症

厚甲症（pachyonychia）以甲板增厚为特点。甲母质功能亢进造成甲板规则的增厚，且病变只限于甲板，称为甲肥厚（onychauxis）。厚甲症的临床表现见图3-1-15。

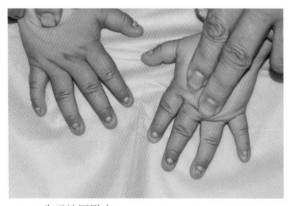

A.先天性厚甲症。

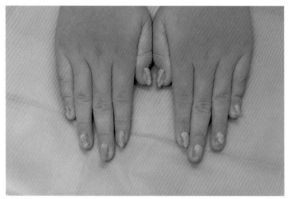

B.甲银屑病造成的厚甲症。

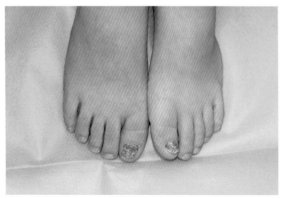

C.长期外伤摩擦，造成双足踇趾甲板增厚。

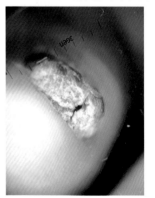

D.皮肤镜下见甲板增厚，该病例产生裂隙。

图3-1-15　厚甲症临床表现

甲下组织的增厚，特别是甲下皮的增厚，也可以改变甲板的质地和密度，如在甲银屑病、慢性湿疹、甲真菌病、毛发红糠疹中指甲可变软。在先天性的厚甲症中，甲板变黄、变硬。有时甲横向曲度会逐渐增加，最后甲板的游离缘形成马掌样或者管状，所有的指甲都可能受累，但跗趾甲受累症状一般不重，反复的厚甲症可以造成指甲反复的脱落。组织病理学检查显示：近端甲皱襞和甲母质无异常；甲板正常或者中度的增厚，但结构正常；甲床棘层增厚，乳头瘤样改变，伴明显角化过度。

十一、甲弯曲

甲弯曲（onychogryphosis）是一种少见的病变，常常为获得性。跗趾最常累及，表现为：不对称的甲板、甲床增厚，甲板透明度降低；甲板变脆，形状似羊角，常呈褐色，表面不规则，常出现横行的条纹（图3-1-16）。

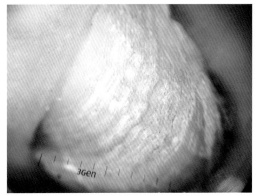 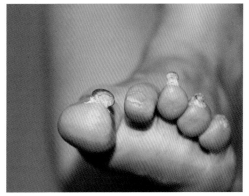

A.皮肤镜下观：甲弯曲表面常不规则，可出现横行条纹。

B.甲弯曲可表现为甲板增厚、甲下角化过度，甲板角样形态且生长方向不一。本例患者甲板形成角状，影响日常穿鞋、行走，遂予剪除前端角状甲板后呈现图片中的形状。

图3-1-16　甲弯曲临床表现

不同区域的甲母质产生甲板的速度有差异，速度较快的区域决定了甲板生长的方向。甲弯曲的游离部分可以持续生长，甲的尖端甚至可以反卷刺入近端甲皱襞，形成肉芽肿和溃疡。甲弯曲较易辨识，但是在疾病的早期，可能只表现为轻度的甲板增厚，这时诊断较困难。老年患者出现的甲弯曲常与穿鞋的压力有关，鞋会将所有的趾甲向中间方向挤压，如伴发甲床的角化过度，甲弯曲就会加剧。另外，足部解剖异常，比如踇外翻（hallux valgus），可以加剧这种症状。

甲弯曲也与跗趾的承重功能有关，特别是在行走时的足趾离地期（step-off phase）〔行走时，足的动作可以分为足跟着地期、前脚掌着地期（全足用力期）、足跟离地期、足趾离地期〕（图3-1-17）。

如果跗趾甲的游离缘显著短于跗趾远端软组织，则远端膨出的组织可造成甲弯曲，这种情况常见于过度剪短甲板，因此有学者认为可尝试通过治疗远端嵌甲的术式来解决这类甲弯曲。

甲弯曲常提示患者可能长时间疏于足部护理。生活无法自理的人群，如流浪者和瘫痪者常出现甲弯曲。真菌感染造成的甲弯曲并不少见，这时病变常累及单趾。甲弯曲常不伴自觉症状，但有时（如穿鞋走路时）可出现疼痛。伴有症状的甲弯曲常出现在鱼鳞病、银屑病等

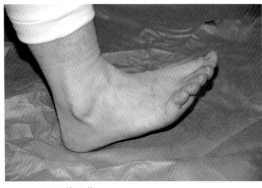

A.足跟着地期。

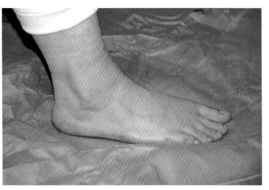

B.前脚掌着地期，同时全脚掌着地，体重将逐渐移动到这只脚上。

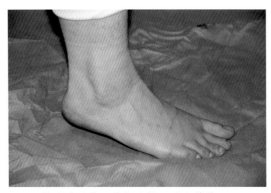

C.脚跟离地期，脚跟上抬，重心前移。

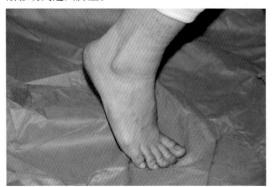

D.足趾离地期，足趾蹬地，这时趾部受力承重最大，容易引起创伤。

图3-1-17　行走时的步态周期

疾病。天疱疮、梅毒和天花也是甲弯曲少见的原因。在缺少末端指（趾）骨时，甲板可异常生长，形态与出现在皮肤上的皮角很相似。

外周循环障碍也可以造成甲弯曲，多见于老年患者。甲弯曲因甲板增厚对甲床的压力增大，易导致甲下坏疽。甲弯曲也可以发生在高尿酸血症、甲母质外伤、甲床瘢痕、中枢或外周神经系统疾病中。外伤引起的甲弯曲常见于年轻人。先天性的甲弯曲是常染色体显性遗传疾病，20个甲可以全部受累，出生即有临床表现，1岁内临床症状明显，可与先天性踇趾甲排列紊乱有关，通过手术纠正甲排列紊乱后可得到缓解。

第二节 ｜ 甲表面的病变

一、甲纵沟

甲板表面的纵沟，一般提示病变已存在较长时间。甲纵沟（longitudinal grooves）可以出现在以下几种情况。

（一）生理性的甲纵沟

可以表现为多条浅淡的平行浅沟（图3-2-1）。

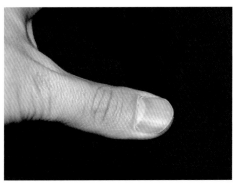

正常拇指甲板的纵行沟与脊相间，随年龄增长，沟和脊可以变得更明显。
图3-2-1　生理性甲纵沟与甲纵脊

这些沟可以被浅的脊分隔开。这种沟与脊，随着年龄的增大会越来越明显。如果伴有其他的疾病，如扁平苔藓、类风湿性关节炎、外周循环障碍、Darier病（Darier disease）和其他遗传性疾病，甲纵沟表现更明显。

（二）脆甲症的甲纵沟

脆甲症（onychorrhexis）可以出现一系列窄的平行纵沟，可能是碎裂的表层甲板脱落后形成的。有时灰尘杂质进入甲板表面的裂隙中造成染色。脆甲症的甲纵沟常常伴发甲板游离缘的裂开（图3-2-2）。

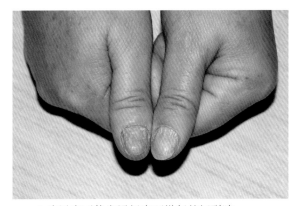

A.脆甲症可伴发甲板表面纵行的短裂隙。

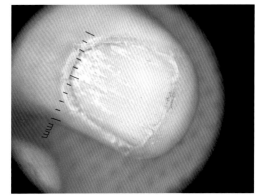

B.扁平苔藓造成的脆甲症，常伴纵行裂隙和甲板远端裂开。纵行沟常伴脱屑，常因为空气进入裂隙而呈白色，异物进入沟也可以造成其他甲异色。

图3-2-2　脆甲症的甲纵沟

（三）近端甲皱襞区域肿瘤占位造成甲纵沟

发生在近端甲皱襞区域的肿瘤对其下甲板和甲母质施加压力，影响成甲，造成一个宽而深的纵行沟。肿瘤切除后，甲纵沟一般会消失（图3-2-3）。

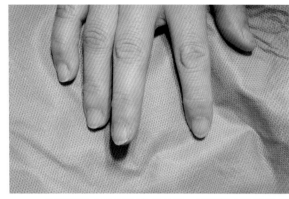

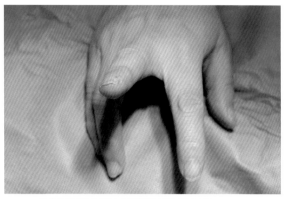

A.甲周纤维角化瘤压迫甲母质，使甲板产生边缘锐利的凹槽。

B.横切面可清楚地看到甲板的纵行沟。

图3-2-3　甲周纤维角化瘤引起的甲纵沟

（四）甲中线毁损中的甲纵沟

甲中线毁损（median nail dystrophy）或Heller毁损（Heller's dystrophy）不常见，常表现为拇指甲板中线或者稍偏的纵行开裂（图3-2-4）。

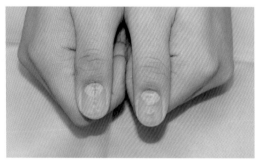

右拇指甲中线毁损表现为甲纵行裂隙，常伴有裂隙周围的甲板小横沟。左侧程度较轻尚未形成裂隙。

图3-2-4　甲中线毁损

甲中线毁损一般开始于甲半月，向远端延伸至甲板的游离缘。该现象可能与甲半月扩大有关。典型的表现是2～5 mm宽的纵沟，有陡峭的边缘，周围有较多短的横行沟，常常可以看到很多小的裂缝从正中的纵沟向外伸展呈"羽毛"状或"圣诞树"样。甲中线毁损常由甲中线营养不良引发，多对称发病，累及双侧拇指，其他指也可受累，足趾受累较少。在数月至数年以后，可自行好转，但可能复发。病因常不明确，可能与自行习惯性反复损伤甲小皮和近端甲皱襞造成甲母质炎症有关，可解释其特殊的外观和增大的红色甲半月。有家族发病的可能。药物引起的甲中线毁损很少，如异维A酸和利托那韦。

与甲中线营养不良的鉴别诊断：甲中线毁损与甲中线营养不良外观易混淆，此处做一简单梳理。甲中线营养不良与习惯性刺激变形（habit tic deformity）、搓衣板甲（washboard nail plates）应为一个概念。它们共同表现为甲板中央多发短横沟排列形成的纵行压迹，形态类似搓衣板样。主要是因为慢性、习惯性、机械性的损伤造成，临床最常见于剥甲癖（onychotillomania）。剥甲癖中甲小皮常被推后，近端甲皱襞周围组织可以出现炎症、红肿，在损伤严重时可出现甲中线的裂隙，形成甲中线毁损。所以，甲中线毁损与甲中线营养不良可能为同一病因产生不同严重程度的临床表现（图3-2-5）。甲中线毁损可因药物导致，而甲中线营养不良（习惯性刺激变形）多为外力反复刺激造成，可能与反复的推、摩擦甲小皮有关。患者的拇指近端甲皱襞，常常可以被同手的示指反复的摩擦损伤（图3-2-6），从而表现出红肿、脱屑。

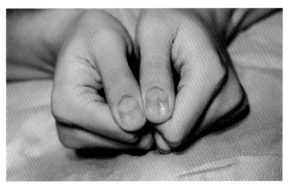

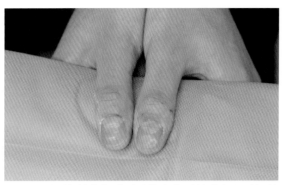

A.甲中线营养不良（习惯性刺激变形）出现短横沟排列形成的纵行凹陷，甲小皮常消失，近端甲皱襞炎症，甲半月暴露增加。两侧甲板可同时出现，非惯用手更为明显（惯用手更易于习惯损伤非惯用手）。

B.习惯性刺激变形可因外力作用的强度和时间的不同，产生不同程度的临床表现，这种慢性机械性损伤造成的纵行排列的甲横沟一般低于正常甲板。

图3-2-5　甲中线营养不良（习惯性刺激变形）

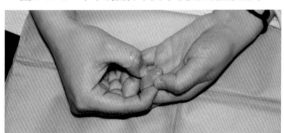

图3-2-6　习惯性刺激甲变形患者示范日常是如何损伤甲小皮的

创伤、甲髌综合征（nail-patella syndrome）和翼状胬肉造成的甲中线毁损非常明显，另外甲中线毁损也可由雷诺氏病、线状苔藓、粗面甲所致。

治疗：包扎指甲可减少甲板裂缝带来的行动不便。甲中线毁损伴近端甲皱襞的微小创伤造成的脆甲症，可于甲皱襞外用激素软膏。

二、甲纵脊

甲纵脊（longitudinal ridges）与甲纵沟相反，常表现为纵行隆起的脊，可从近端甲皱襞延续到指甲的游离缘，也可以表现为短脊。甲纵脊也可被间歇性打断，形成香肠样或者串珠样的外观，银屑病甲常见到这种现象（图3-2-7）。

有时甲板可出现一条较宽的纵脊，常见于创伤后。拇指最为常见，其他手指也可出现，常累及双手。

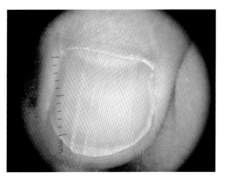

皮肤镜下可见明显的纵脊，部分纵脊成腊肠样。

图3-2-7　甲纵脊皮肤镜下表现

三、甲斜行脊

甲斜行脊（oblique lines）常常出现于婴幼儿及年龄较小的儿童，表现为甲板出现斜行隆起的脊，脊一般朝内、远端偏斜（图3-2-8），有时可表现为一半甲板出现斜行脊，另一半甲板呈纵行脊。大部分甲板斜行脊到成年人阶段逐渐消失。甲斜行脊也常被称为V形甲（chevron nail）或者鱼骨样甲（herringbone nail）。

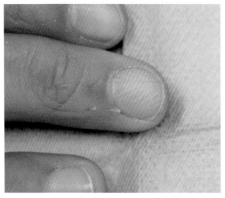
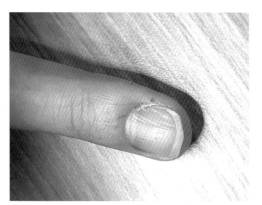

A.甲斜行脊可累及全甲，也可累及部分甲，病因不明，部分学者认为外力作用可以引起。

B.部分甲板表现甲斜行脊。

图3-2-8　甲斜行脊临床表现

"鱼骨样甲"这个术语提示病变是对称的，而事实却常常并非如此。所以，一般认为"V形甲"这个名称更准确。由于该甲改变中甲单位各部分都没有明确病理变化，所以难解释甲斜行脊是如何产生的。目前普遍认为指甲生长时，除了沿纵轴向远端生长，也有有限的横向生长，两个方向的共同作用是产生斜行脊的基础。猩猩甲板表面终生存在斜行脊，而猩猩的甲母质分布与人有差异，可能提示甲母质的病变导致斜行脊的产生。观察斜行脊最好使用斜的光线，增加层次感，利于观察。斜行脊的临床意义目前还有争议。

四、甲横沟

甲横沟（transverse grooves），即Beau's线，是指甲板表面形成的横行凹陷，凹陷的边缘可以略微抬起（图3-2-9）。

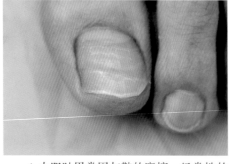
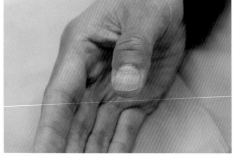

A.大蹈趾甲常因与鞋的摩擦，经常性的小创伤造成周期性出现甲横线。

B.在一些严重的全身疾病，甲板常可出现甲横沟，横沟的深度和宽度取决于疾病的严重程度和持续时间。

图3-2-9　甲横沟的临床表现

甲板表面病变程度常和疾病的程度有关，因此有学者把它称为疾病的回顾指示器。甲横沟常常只局限于拇指甲或踇趾甲，形成的沟常浅表，但出现在甲板中央的凹陷更明显。甲横沟有时可累及甲板的整个深度，在疾病的数周后出现。根据甲板大致的生长速度和横线与甲母质的距离，可以大致估算出疾病发生的时间，对追溯疾病有意义。拇指甲可以提供在横沟生成前5~6个月内造成甲横沟疾病的信息，而对于踇趾甲，则可以提供长达2年的信息。

　　甲横沟反映甲母质活性的暂时性降低，其宽度反映本次甲母质活性受影响的时间长度。如果整个甲母质的活性都被抑制，并且时间超过1~2周，甲横沟达到其宽度的极限后，会造成整个甲板横向裂开，只有少量角化物填充在新旧甲之间的沟中，形成脱甲症（onychomadesis）。

　　生理性甲横沟可见于4~5周的婴儿，是婴儿从宫内到分娩后对环境变化的反应。部分女性在每个月经周期都可出现甲横沟。甲横沟可以与某些特定的疾病联系起来，如儿童时期的麻疹、锌缺乏、手足口病及川崎病等，严重者可以出现脱甲症（图3-2-10）。

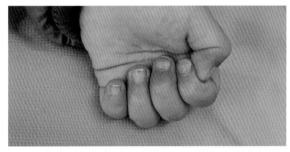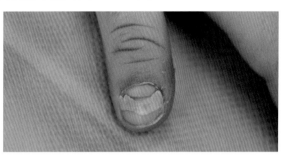

A.儿童手足口病后，甲横沟严重者出现脱甲症。　　　　B.形成脱甲症的左手拇指甲板。

图3-2-10　手足口病后的脱甲症

　　使用抗有丝分裂类药物时，如部分化疗药物，也可以因暂时性地抑制甲母质活性导致甲横沟的出现，在两次化疗的间隔期间，指甲可以是正常的。其他药物，如硫唑嘌呤、伊曲康唑、奥曲肽等也可形成甲横沟。

　　甲横沟也可见于高海拔地区生活的人，到低海拔地区时甲横沟可消失，因此甲横沟又有珠穆朗玛峰甲的称呼，可能与低压低氧影响甲母质的活性有关。从事深潜的潜水员也可出现甲横沟。

　　甲横沟如果只局限于一两个指（趾），尤其只出现在第1指（趾），提示病因可能是外伤、腕管综合征（carpal tunnel syndrome）或雷诺氏病（Raynaud disease）。手的外伤，如神经和屈肌腱的损伤、腕关节或者鹰嘴的断裂和强直，可以出现单侧甲横沟。有患者在拇指损伤手术修复后，同侧手的五根手指同时出现甲横沟，可能是手术过程中使用止血带造成低灌注和术后制动引起的生理反应。

　　在慢性甲沟炎中，单侧甲板可出现宽几毫米的细小甲横沟，可从甲板近端一直延续到远端游离缘，可为黑色或淡绿色。甲横沟也可提示慢性炎症的结果，如湿疹。如果连续的甲横沟呈平行排列，从近端甲皱襞开始且其弧线与近端甲皱襞的远端弧线一致，而非与甲半月的远端弧线一致，那么它的病因更可能是过于频繁修甲、美甲造成的反复甲母质损伤。甲横沟也经常被报道和甲沟炎有关。

习惯性刺激变形也表现为一个或多个指甲从近端到远端连续平行排列的短浅甲横沟，形成搓衣板样的外观。

甲板合成的总量减少产生甲横沟可伴发横行带状白甲，这种表现可能提示服用药物引起了角质形成不足。如果产生更严重的甲母质抑制则可产生脱甲症。药物引起的红皮病，常常可出现海岸线甲（shoreline nails）。

甲横沟或甲横脊的产生是指甲生长时三个方向作用力共同作用的结果，分别是由甲母质产生的向上生长的力，由近端甲皱襞形成的向下力和由甲袋（cul-de-sac）形成的向外的力。一般甲母质产生向上的力不会变，因为甲母质的长度是一定的，而向下的力可能会因为近端甲皱襞的退后和伸长而改变，向外的力也可因为甲袋长度的变化而变化。如果近端甲皱襞后退，向下的力减少，可导致甲板增厚。相反，如果近端甲皱襞向前延伸，导致向下的力增加，可以导致甲板变薄。所以，近端甲皱襞的远端可以影响甲板产生脊还是沟。近端甲皱襞上局部使用外用激素软膏可以起到治疗作用。

五、甲凹点

甲凹点（pitting）是在指甲形成中，近端的甲母质受到损伤造成的甲板表面点状凹陷的病变（图3-2-11）。

甲凹点数目、大小、深浅和形状均可不同。凹点的深度和宽度取决于甲母质受损的范围，长度取决于甲母质受损的时间长短。凹点可以是随机排列的，也可以是规则地按照一根或多根纵行线排列，有时排列纵横交错，有时排列像顶针的外观。有规律的凹点也可排列形成波浪形或与纵行沟间断出现（图3-2-12）。

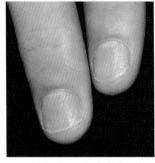

甲板出现大小较规则、较深的凹点，甲床、甲小皮、甲周皮肤未见病变。
图3-2-11　甲凹点临床表现

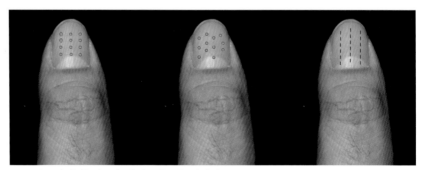

甲凹点的排列一般分为3种，但临床意义不明。
图3-2-12　甲凹点的排列形式

有凹点表现的指甲生长速度一般比正常指甲快。在偶然产生的甲凹点中，深的凹点可能提示银屑病，浅的凹点需要排除斑秃、湿疹样皮炎、光泽苔藓或者偶然的创伤。遗传性的因素也可以造成甲凹点。在Ⅱ期梅毒和玫瑰糠疹中可以出现甲凹点，但非常少见。玫瑰糠疹伴发的甲凹点，常常累及所有的指甲，并且可能伴发甲横沟。

六、甲层裂

甲层裂（lamellar nail splitting，onychoschizia）常常发生于成年女性，表现为指甲的远端呈水平方向的层状开裂剥离（图3-2-13）。

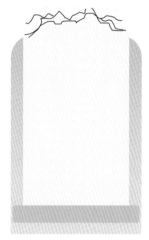

A.甲层裂示意图，甲板远端开始的分层、脱落为其特点。

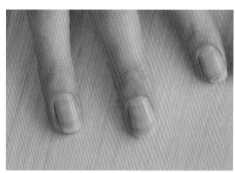

B.典型的甲层裂。

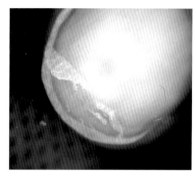

C.患者美甲后，在美甲店使用丙酮卸甲，多处甲板产生甲层裂，以右手示指最为明显（皮肤镜下观）。

图3-2-13 甲层裂临床表现

剥离的甲板与皮肤鳞屑类似，可以脱落，常常由外来因素导致。手部长期接触水、洗涤剂后，再干燥脱水，指甲容易出现甲层裂。系统使用维A酸治疗银屑病时，甲层裂可以出现在甲板的近端。扫描电镜观察，分层剥离的甲板远端表面可见单层细胞水平层状分离，而不是细胞的坏死，所以外部因素造成细胞层之间的连接减少或因为洗涤剂、美甲的溶剂使细胞间黏合物质溶解流失可以造成甲层裂。

将剪下的指甲分别置于几种有机溶剂、洗涤剂、其他极性材料、酸碱中均可引起甲层裂。即使只在水中浸泡再脱水，连续21天后正常的指甲也可引起甲层裂。这些体外实验所发现的湿润和干燥反复作用于甲板导致甲层裂的现象，提示使用外用药物局部封包，保持局部水分的办法可改善甲层裂。凡士林作为指甲的外用霜剂，保持指甲相对的湿润，可以起到保护指甲的作用，减少甲层裂的发生。外用护甲霜、护手霜、身体乳都可以起到类似保护作用。我国曾有报道，采茶者在采茶季节出现右手的拇指和示指（采茶时常用指）甲层裂，在采茶工作停止以后逐渐得到完全恢复，提示甲层裂可能与儿茶酸（catechin）的接触有关。

七、钻孔样甲毁损或甲溃疡

钻孔样甲毁损（elkonyxis），又称为甲溃疡，最开始在甲半月处出现甲板的钻孔样破损，该破损会随着甲板的生长向前移动。这种甲毁损可以是梅毒、银屑病、Reiter综合征和创伤后形成的继发损害，也可以是使用阿维A或异维A酸所致。钻孔样甲毁损也可以出现在习惯性刺激甲变形中（图3-2-14）。

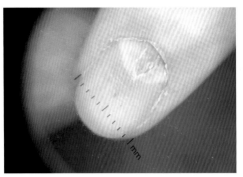

图3-2-14　皮肤镜下钻孔样甲毁损表现

钻孔样甲毁损一般出现在甲半月，周围及前方可见纵向排列的横沟，与甲中线毁损及习惯性刺激甲变形可能为一种损伤不同程度的表现。

第三节 ｜ 甲板和软组织连接处的病变

近端甲皱襞与甲板背侧相连。在近端甲皱襞的游离缘，甲小皮黏附于甲板背侧，并且封闭甲袋。近端甲皱襞发生炎症时甲小皮可消失，甲板背侧和甲皱襞腹侧之间的粘连被破坏、松开，甲袋被"打开"。

一、翼状胬肉

翼状胬肉（pterygium）可以发生在甲板的背侧或者腹侧。虽然有"翼状"二字但实际上只有背侧翼状胬肉才有像翅膀一样的外观。背侧翼状胬肉的近端甲皱襞向前生长并与其下的甲母质粘连，继而向前生长粘连甲床，并将甲板分成了左右两块（像一对翅膀）。腹侧的翼状胬肉的生长过程与背侧翼状胬肉一样，甲下皮和甲板的下方粘连，并向前生长，封闭远端的甲沟。这两种病变都没有特异性。

背侧翼状胬肉（dorsal pterygium）有的近端甲皱襞和甲袋萎缩，并与其下方甲母质、甲床粘连，甲板逐渐变薄并出现裂隙。胬肉将甲板和甲床分割为两块，且胬肉逐渐变宽，甲板和甲床则逐渐减小，直至甲母质完全消失，甲板完全消失和甲单位永久性萎缩（图3-3-1）。

背侧翼状胬肉指甲发病多于趾甲，20甲完全受累较少见，但可以出现在移植物抗宿主疾病（graft-versus-host disease）。

甲扁平苔藓是翼状胬肉的主要病因之一，但是背侧翼状胬肉还有多种病因：如造成了近端甲皱襞损伤的疾病；物理因素，如创伤、烧伤、放射性皮炎；易造成组织粘连的疾病，如瘢痕性类天疱疮、移植物抗宿主疾病、中毒性表皮坏死松解症、天疱疮等；血管性疾病，比如外周

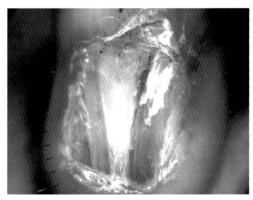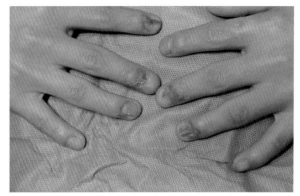

A.甲扁平苔藓造成多指出现甲背侧翼状胬肉。

B.近端甲皱襞腹侧和甲床瘢痕形成，互相粘连形成翼状胬肉。"翼状"二字来源于两侧残余甲板，形态像一对翅膀。

图3-3-1　背侧翼状胬肉临床表现

循环的缺血，有些是间断的（雷诺现象），也可以是永久性的（动脉硬化，糖尿病引起的血管病变和2型麻风反应）。先天性甲萎缩也可出现背侧翼状胬肉，部分学者认为它是扁平苔藓的变形，这一点尚有争议。系统性红斑狼疮、甲母质瘤都可引发翼状胬肉。除了创伤性和先天性的翼状胬肉外，胬肉中均可见扩张的、卷曲的甲周毛细血管襻。外伤引起的翼状胬肉，可能受外伤的程度并不严重，甚至可以是对近端甲皱襞反复的慢性刺激，比如剔甲癖。翼状胬肉的治疗非常困难，常需要手术。手术方式是将甲板掀起，在甲床背侧放置硅胶片或者其他不易粘连的材质，以利于甲皱襞的腹侧上皮化。如果失败，可以将近端甲皱襞掀起，刃厚皮植皮再造近端甲皱襞的腹侧。拒绝手术的患者，局部注射糖皮质激素可以阻止翼状胬肉的继续发展，但无法恢复到病变前正常角化结构。

　　腹侧翼状胬肉描述的是甲下皮向前延伸，粘连甲板的腹侧，导致甲板远端的甲沟消失，然而腹侧翼状胬肉并不会将甲板分成两部分，无翅膀样外观。腹侧翼状胬肉可以是先天性的，也可以是获得性的。先天性的腹侧翼状胬肉出生即发病，常伴有疼痛，可有家族性，女性罹患概率更高，大部分患者都出现在手指，主诉指甲疼痛，并且在剪指甲时出血。大部分腹侧翼状胬肉是获得性的，系统性结缔组织疾病为常见病因，尤其是进行性的系统性硬化症和系统性红斑狼疮。在该类疾病中，腹侧翼状胬肉的发生率为16%。腹侧翼状胬肉的具体发病机制，目前并不清楚。

　　目前腹侧翼状胬肉缺乏有效的治疗方法。外用维A酸软膏效果有限，电切治疗也较易复发。有报道使用羟丙基壳聚糖（hydroxypropyl chitosan）治疗腹侧翼状胬肉，效果较好。甲基多巴可以通过提高外周血流治疗腹侧翼状胬肉。治疗硬皮病或者雷诺现象时，即使这些疾病本身得到缓解，指甲症状仍不会改善。手术治疗可以减少患者的疼痛，拔取远端5 mm宽的甲板，再切除3~4 mm宽度的甲床和甲下皮，对创面行刃厚皮片植皮。

二、脱甲症

甲板自发与甲母质区域分离，而与远端的甲床仍保持连接的现象叫脱甲症（onychomadesis，nail shedding，nail degloving）。脱甲症首先出现一个裂隙，继而近端甲板下方分离，甲母质成甲功能停滞，造成甲板缺损，但通常不会累及其下层次，说明近端甲母质功能没有完全丧失。有的脱甲症可以表现为甲板横向完全裂开，这是甲母质受损导致甲板完全停止生长至少1~2周的结果（图3-3-2）。

这种现象可视为Beau's线极端的情况。如甲板和甲床的连接并没有受到损害时甲可继续生长，但当甲板和甲床失去连接后，甲板的生长可停止。

阻生层叠甲（retronychia）是指受累甲有3~6个月的炎症病史，并形成近端甲板下陷合并脱甲症。保守治疗常无效，多需要拔甲。在拔甲时可以看到多个时期的甲板在远端分别与上一层甲板融合在一起，而在近端互相分离，最上层为最早生成的甲板，病变的甲板向后嵌入近端甲皱襞，造成炎症。大拇指发生近端甲沟炎患者常常在其他指甲上同时出现Beau's线。所有的病例几乎都可以追溯出改变指甲生长的原因。新生的指甲不是向前直线生长，而是在近端甲皱襞处像楔子一样长入前面甲板的下方，形成瓦片堆叠在一起的形状（图3-3-3）。

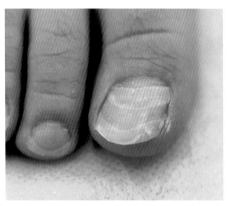

甲板近端脱离，新形成的甲板位于原有远端甲板之下。

图3-3-2 脱甲症临床表现

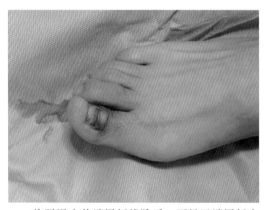

将脱甲症前端甲板拔除后，可见远端甲板实际与其下甲床脱离，甲床角化过度，皮肤化，甲床远端组织增生隆起，阻碍甲板向远端生长，形成远端嵌甲。

图3-3-3 前端甲板拔除后的脱甲症

英文中"nail shedding, onychoptosis defluvium, alopecia unguium"代表的脱甲症多指非损伤性的甲脱落。脱套"degloving"则指因为表皮真皮连接的变弱导致的甲板连同周围甲单位组织一起脱离，在创伤、皮肤疾病、药物反应中都可出现。

脱甲症常与严重的系统性疾病相关，如大疱类皮肤病、川崎病、手足口病、大剂量的放射治疗、急性的甲沟炎、严重的心理压力等。脱甲症还与丙戊酸（valproic）、阿奇霉素（azithromycin）、卡培他滨（capecitabine）等药物相关。如果甲板同时出现纵行裂隙、反复发生的脱甲症和甲弯曲，需要排除中度的点状角化病（keratosis punctata）。在脚趾上出现的脱甲症可能与轻微的、周期性的创伤有关，如运动员的脚趾。石膏固定继发的脱甲症也有报道。

三、甲分离

甲分离（onycholysis）指甲板从远端及两侧开始与其下甲床脱离，甲板从甲床上脱离的形式多样，有时看起来更像甲板下的裂隙，单纯甲分离远端的边界线常呈和甲半月一致的弧线（图3-3-4）。

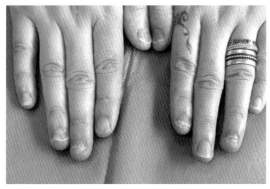

A.甲银屑病的甲分离可多指同时出现，常伴甲床甲化过度、甲凹点、甲周组织炎症。

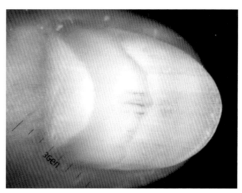

B.单纯性甲分离边界可很清楚，呈与甲半月一致的弧线，可伴甲下角化过度，裂片状出血。

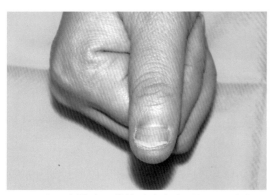

C.该患者排除了其他明确疾病引起的甲分离，诊断为单纯性甲分离。

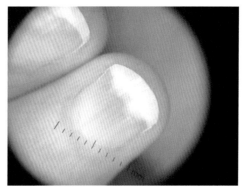

D.甲分离边界不清楚，分离边缘有黄褐色边界不能排除甲银屑病和免疫性疾病。本例皮肤镜拍照时压迫甲板，使甲床看起来比实际苍白。

图3-3-4　甲分离临床表现

当分离向近端延伸一直达到甲母质时称为完全甲分离，只累及甲板两侧的甲分离不常见。某些情况下，甲分离的游离缘会抬起，像一个兜帽或者卷起的纸片。甲分离在甲板和甲床之间产生的空隙可蓄积水、灰尘和角质碎片，易继发细菌和酵母菌感染。空气进入甲板下的空间后，甲板会呈现灰白色，其他原因作用下也可以呈黄色或褐色。甲分离有时会伴有恶臭。长期的甲分离会导致甲床退化的现象，即甲床角化，出现颗粒层，最后形成像指端一样的皮肤。由于甲板部分来源于甲床，所以在甲床消失区域的甲板腹侧较软，甲板无法与其下甲床很好地贴合。甲分离可以根据分离的严重程度进行分级（表3-3-1）。Ⅰ级是指早期的分离，从分离线到甲下皮有1～2 mm；最严重的Ⅴ级则是甲床全部消失。

表3-3-1　单纯甲分离的严重程度分级

严重程度	临床特点
Ⅰ级	早期，远端甲板从甲下皮开始分离1~2 mm
Ⅱ级	甲板前1/3分离
Ⅲ级	甲板前1/3~2/3分离
Ⅳ级	分离达到近端甲皱襞处及全甲分离
Ⅴ级	甲床及甲下皮角化，甲床消失

甲银屑病中经常可以看到白色的甲分离区域和正常的粉红色区域之间有一个黄色的区域（图3-3-5），即油滴征。

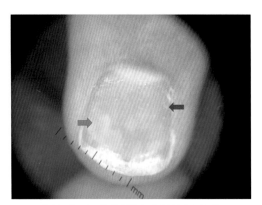

图3-3-5　甲银屑病皮肤镜下表现

甲银屑病甲分离伴甲角化过度，伴浅色带状边缘（蓝箭头指处）、甲凹点（红箭头指处）、近端甲皱襞毛细血管增粗。

甲银屑病出现油滴征时，甲分离可以从指甲的中央开始。这种分离周围常也可出现黄色的边界，一般认为是大量血清渗出物中的糖蛋白沉积。糖蛋白沉积物出现在炎症性或者湿疹样的疾病累及甲床时，这类甲分离常伴有甲周皮肤的炎症或血管变化，相反原发性甲分离则多只表现为甲板和甲床的分开，无甲周组织异常。油滴征也可见于系统性红斑狼疮的甲改变。

甲分离常不伴自觉症状，患者常因指甲颜色改变就诊，偶有早期甲分离患者感到轻微疼痛不适。甲分离的边界可以逐渐扩大，分离的区域越多，甲分离越严重。

甲分离可以突然发生，如在光毒性甲分离中，甲分离常伴发光敏感和皮肤颜色变化，构成三联征（甲分离、光敏感、皮肤颜色变化）。接触化学刺激物（如氢氟酸或除锈剂）也可引起。剔甲造成的甲分离是一种自身诱导性甲病变，一般是由于患者使用尖锐器具（如牙签、小刀、纸片折成尖角）清除甲下污垢或角化物质，损伤甲真皮带，导致甲分离。

甲分离的治疗首先需要将分离的甲板剪短并小心地保护暴露的甲床免受损伤。使用广谱抗真菌药物，有报道外用环匹罗司0.77%混悬剂，每天2次，注意避免局部刺激，6~12周后，85%的患者得到了缓解，81.5%的患者甲分离完全消失。对于使用紫杉醇引起的甲分离可以使用冷冻的手套来减少紫杉醇对指甲的影响。有部分慢性甲分离患者在摄入富含维生素A食物后得到缓解。

趾甲分离与手指产生的甲分离情况略有不同。最主要的区别在于脚趾一般不会有职业性和化妆品损害。鞋的保护使光毒性甲分离发生概率也减小。趾甲分离最主要的两个原因是甲真菌病和反复的轻微创伤。趾甲原发性念珠菌感染造成的甲分离，在指甲几乎很难见到。损伤性的甲分离有不同的临床表现：剧烈的运动或鞋不适足（不一定是高跟鞋）可使趾甲下产生水疱或血疱。水疱或血疱破裂后，留下有分泌物的甲床，也可只表现为有颜色的踇趾甲或者踇趾甲远端有明显的磨损。有时缺乏明确的线索诊断损伤性甲

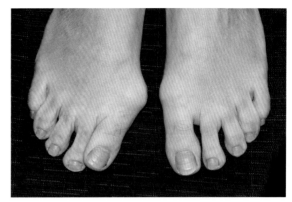

双侧踇趾外翻，右足第1趾向第2趾偏斜，并重叠于第2趾之上，造成第1趾易与鞋内壁摩擦，形成甲横沟、厚甲症、嵌甲、钳状甲等。第2趾也易因为摩擦、压迫产生病变。

图3-3-6 双侧踇趾外翻

分离，需要仔细寻找甲下有无色素沉着或者出血等创伤的信号。在远端甲下型甲真菌病中，踇趾甲下角化过度、角化物质增厚，将甲板远端抬起造成甲分离。

目前踇趾甲分离伴发的甲真菌病是原发性还是继发性尚有争议。甲真菌病应常规寻找足部结构是否异常，比如增加踇趾压力的因素（如相邻趾重叠挤压）（图3-3-6）。

成年人穿高跟鞋或坡度大的鞋、异常的步态也可能造成踇趾甲的损伤。该类患者的治疗常常需要去除对足趾异常的压力，使足恢复行走时受力平衡，如穿适足的鞋，并使用护垫或者保护套。

四、甲下角化过度

除先天性甲床肥厚（congenital nail bed hyperplasia）外，甲下角化过度（subungul hyperkeratosis）多表现为甲下组织的上皮增厚，多见于渗出性的皮肤病或者慢性炎症性疾病，最常见于银屑病、毛发红糠疹、慢性湿疹和甲真菌病。各种甲下角化过度临床表现见图3-3-7。

甲下角化过度也可以出现在其他疾病当中，比如疣（图3-3-8），需要鉴别。

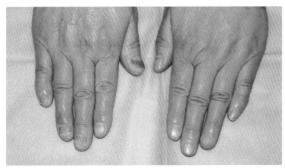

A.接触性皮炎甲改变可见甲下角化过度，常见于惯用手，也可双手同时出现。

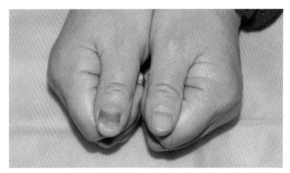

B.右手拇指甲板增厚，甲下角化过度，颜色变深。

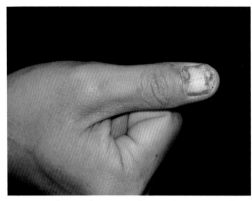

C.患者右手拇指甲下角化过度，甲板云絮状变白，真菌检查菌丝阳性。

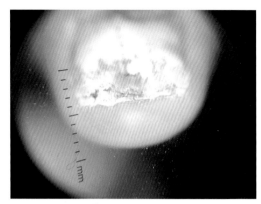

D.皮肤镜下横截面可见甲下角化过度明显。

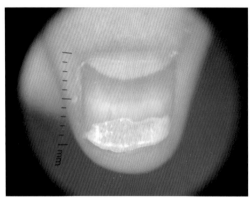

E.单纯性甲分离也可以伴发甲下角化过度。

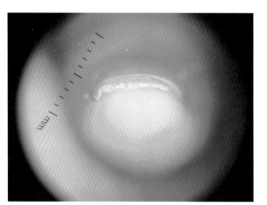

F.甲分离形成的甲板下空隙可以蓄积水分、化学刺激物、微生物，造成角化过度，而角化过度促进甲板继续分离。

图3-3-7　各种甲下角化过度临床表现

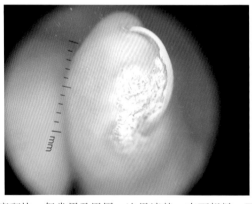

甲下疣表现为甲下角化过度斑块，但常累及甲周，边界清楚，表面粗糙，可伴出血点，与甲下角化过度不难区别。

图3-3-8　甲下疣

　　甲下角化过度也可以在甲下鳞状细胞癌、扁平苔藓、线状苔藓、反应性的关节炎、系统性红斑狼疮、Langerhans组织细胞增增生症（Langerhans cell histiocytosis）、Darier病、挪威疥疮等疾病中出现。疼痛性的甲下角化过度伴颜色改变可见于角化棘皮瘤。皮角样物质可以从甲床伸出，但不明显，剪除远端甲板可以看到明显的脊状结构。

甲板远端的多中心角化过度（图3-3-9）可以表现为小的角化性皮损，一般从甲床的近端或者远端产生，这种情况常和甲乳头状瘤相关。

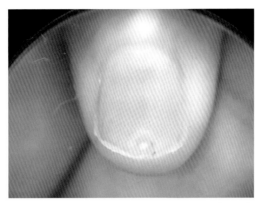

圆形角化珠从甲半月出现，随甲板向外生长，可逐渐长大，也可不变。到远端游离缘后可见角化珠为较周围甲板突出的角化结节，可随指甲一起被剪除。但可从不同指或相同指不同部位继续产生新的角化珠。

图3-3-9　多中心角化过度皮肤镜下表现

第四节 | 甲周组织的变化

甲沟炎、嵌甲、甲周肿瘤和甲周的毛细血管扩张都属于甲周组织的病变。近端甲皱襞的远端和其下的甲板通过甲小皮黏附在一起。在慢性甲沟炎中，甲小皮消失，在近端甲皱襞腹侧和甲板背侧之间形成了一个空隙，为刺激性物质和水的堆积创造了条件（图3-4-1）。另外，甲沟炎是各种原因造成的甲沟即周围组织炎症，嵌甲是形成侧面甲沟炎最常见的原因之一，但临床中将嵌甲等同于甲沟炎是不妥的。

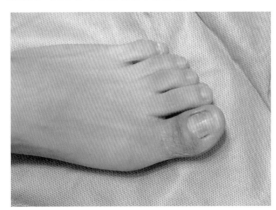

A.慢性甲沟炎表现为近端甲皱襞增厚，颜色紫红，甲板增厚，甲沟可溢脓。

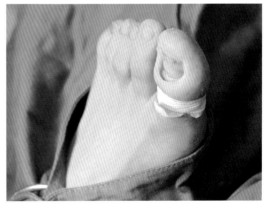

B.拔甲后可清楚看到近端甲皱襞腹侧和甲板背侧之间形成的空间，该空间为刺激性物质和水的堆积创造了条件。

图3-4-1　慢性甲沟炎临床表现

皮肌炎患者可出现增厚的、角化过度、不整齐的甲小皮。把甲小皮习惯性地向后推，易导致近端甲皱襞形成炎症，甲母质受炎症影响而产生习惯性刺激甲变形（图3-4-2）。甲周的炎症也见于缺少个人护理的病例中。

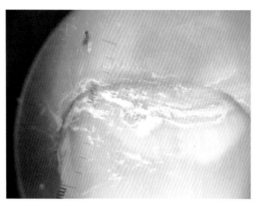

经常损伤甲小皮，造成甲小皮消失，附近甲板损伤、脆裂，周围皮肤脱屑。

图3-4-2　慢性近端甲沟炎的甲小皮

甲小皮可因人为摩擦而增厚并分层，类似洋葱样外观。甲周的组织（如跨趾近端甲皱襞）容易受外伤，比如被鞋的顶部反复摩擦。

有神经质的患者可能会自行机械性的摩擦、撕扯，造成甲皱襞的破损渗出。甲的尺侧更容易受累。

甲周组织干燥、创伤可造成甲皱襞形成小的三角形表皮剥脱，远端为游离端近端连接皮肤，成为逆剥（hangnail）。逆剥常常有痛感，而且容易继发感染，形成急性甲沟炎（图3-4-3）。

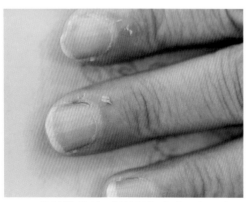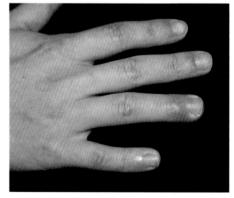

A.常见的逆剥，保持局部皮肤湿润和减少小的外伤可减少逆剥产生。

B.急性甲沟炎常于撕扯、逆剥后继发细菌感染。急性炎症期常因脓湖张力大而疼痛明显，这时可开窗引流脓液（见"甲外科"章节）。

图3-4-3　甲逆剥与急性甲沟炎

患者常因为撕扯、逆剥产生外伤，部分患者形成习惯性的撕扯或撕咬逆剥形成撕甲周癖。频繁的湿润和脱水及冬季寒冷干燥可以造成侧甲沟远端皮肤组织产生裂隙，常感疼痛。有时这些裂隙可以一直延伸到顶部并汇合在一起（图3-4-4）。

　　这种情况在异位性皮炎和银屑病患者中都可能出现，另外在水泥工、修车工、园丁中也可出现职业因素造成的裂隙。

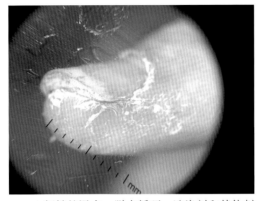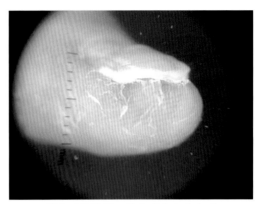

A.频繁的浸水、脱水循环，洗涤剂和其他刺激物接触可造成甲周皮肤裂隙和脱屑。同时伴发甲下角化过度，甲小皮增厚脱屑。

B.裂隙可能较深，使患者产生疼痛感。

图3-4-4　甲远端皮肤的裂隙和脱屑

第五节 ｜ 甲质的改变

　　甲板是强度和弹性的有机组合。甲板可以表现硬、软、脆。甲板的强度是指甲板抵抗破坏的能力；甲板的硬度是指甲板被划破的难易程度；甲板的弹性是指甲板能够被弯曲的程度，由甲板含水量决定；甲板的脆性是指甲板裂开的难易程度；甲板韧性则是强度和弹性的结合。

一、硬甲

　　硬甲（hard nails）可以见于先天性厚甲症（pachyonychia congenita）。这种硬甲常需要在剪指甲之前将甲板浸泡足够长的时间，并使用专用的指甲刀才能剪除多余甲板。

二、软甲

　　过于柔软的甲板，被称为软甲（hapalonychia）。软甲通常很薄，常<0.5 mm，易弯曲，远端游离缘易开裂。软甲甲板常呈半透明，青白色，又被称为蛋壳样甲。软甲常常见于慢性的关节炎、麻风、黏液性水肿、肢端缺氧症（acroasphyxia）、末梢神经炎（neuritis）、瘫痪、恶病质和其他一些病理情况。职业性的化学物质接触也是最常见的病因之一。软甲病（soft nail disease）是一种不常见的先天性甲损害，可能与甲母质解剖和功能的异常有关。

三、脆甲综合征

（一）脆甲综合征（nail fragility syndrome）的临床表现

脆甲综合征表现为甲的脆性增加，有6种分型。几种形态常同时存在，可互相演变，所以分型的意义不大。其中甲层裂、甲纵裂等已在甲板表面体征中描述。图3-5-1为脆甲综合征的各种表现。

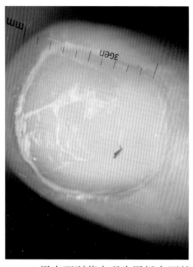

A.甲表面剥落表现为甲板表面的脆裂、脱落，又叫脆甲症的角质脱颗粒现象。

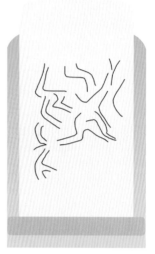

B.表面剥离的模式图。

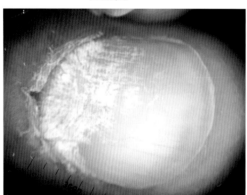

C.表现为近端甲板纵行小裂隙、脱屑，常见于甲扁平苔藓造成的脆甲症。

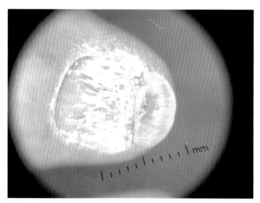

D.炎性甲病可以造成甲板变脆，形成纵行裂隙。远端为发病前的正常甲板。

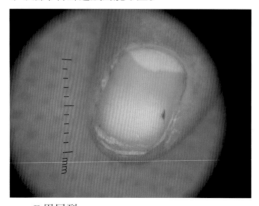

E.甲层裂。

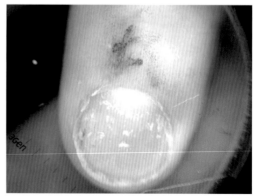

F.美甲后，甲板脆性增加，形成易脆甲，甲板表面片状脱落。

图3-5-1　脆甲综合征的各种表现

1. 脆甲症（onychorrhexis）　指在甲板浅层出现浅的平行纵沟，它可能造成指甲远端游离缘裂开，有时这种裂开可以在甲板内向近端延展。

2. 单独的纵行的裂隙将整个甲板分裂开，一般由局灶性的甲母质扁平苔藓引起。

3. 多发性的、锯齿状的裂隙，形似城堡的城垛。三角形的指甲薄片可以从游离缘轻易地剥离。

4. 甲层裂（lamellar splitting）　在指甲的游离缘裂开成为完整的薄薄一层。它可以单独出现也可以和其他型一起出现。近端的甲层裂偶尔会在扁平苔藓和使用维A酸或阿维A制剂的治疗中出现。

5. 横行脆裂常常出现在指甲的两侧远端。

6. 易脆甲（brittle friable nails）　表现常常局限于指甲甲板的表面，常发生在白色浅表甲真菌病和进行了美甲后。进行性的银屑病和真菌感染中，整个指甲都可能变得易碎。

甲质的改变可能是由于维持甲健康的各因素产生了异常，如甲含水量的变化、角质成分的变化、细胞之间结构的变化、细胞膜的变化、细胞间角蛋白纤维排列的变化等。正常的指甲大约含15%的水分，长期浸泡在水中含水量会增加，让指甲变得柔软易修剪。如果水的含量显著减少，甲板的脆性会增加，易出现甲脆裂，所以指甲易脆裂最常见的原因就是反复在水中浸泡再脱水。甲板中脂含量降低可以减少甲板的防水能力。

指甲角蛋白的含量容易被化学性和物理性的因素改变，特别是职业性的甲病中。碱性制剂、氧化剂、硫基乙酸制剂（比如在烫发中使用的化学药物）可通过破坏多处蛋白的双硫键来破坏角蛋白纤维的蛋白链。角蛋白结构异常也可以出现在先天性的疾病中，如先天性的角化不良（dyskeratosis congenita），导致甲板变薄或完全缺失。

一些元素的含量异常也会造成甲质的改变。含硫较高的胱氨酸通过二硫键的形式给指甲的纤维蛋白提供结构稳定性，所以缺硫可能造成甲质的改变。缺铁时可能会导致甲板变软和甲沟炎。相反钙质主要分布在指甲表面，其含量在甲中减少时很少出现甲硬度的改变。

（二）脆甲形成原因

脆甲的原因主要有局部原因和全身原因。局部原因主要包括甲板的病变和甲母质的病变，甲板可以被创伤或者化学制剂（如洗涤剂、碱、有机溶剂）及热水变脆。全身原因是由一些全身性疾病所致。

甲板由甲母质产生到长至远端游离缘，需要5～6个月，所以日常的损伤都可以造成甲板生长异常。承担大量家务工作的人易受累，特别是惯用手的前三指。任何减慢指甲生长的因素都可能增加甲脆性。随着美甲的风行，美甲造成的甲脆性增加也逐渐受到重视。甲油会破坏甲板的表层，卸除甲油的制剂（如丙酮等有机溶剂）会引起甲板水分减少。浸泡手指后剪去或后推甲小皮是在美甲时常见的操作步骤，操作不当时会对甲健康产生不利影响。此外天气和季节的因素也会影响甲板的含水量，从而增加甲的脆性。

甲板变薄造成的脆甲可能是由于甲母质的长度减少或成甲能力的改变导致甲板生成减少或

停止，常由多种皮肤病（如湿疹、扁平苔藓、银屑病和甲周循环病变）导致。斑秃常伴有甲的脆性增加，这也验证了甲和毛发病变具有相关性的观点。女性甲角质细胞之间的连接比男性更弱，频繁的浸水和脱水，更易导致甲脆性增加。

可以导致甲脆性增加的全身疾病包括：缺铁性贫血、砷中毒、感染、导致关节变形的远端指关节炎，维生素A、维生素C和维生素B_6的缺乏，骨质疏松症，软骨病，一些与指甲的萎缩相关的先天性疾病。遗传性疾病中，导致形成角蛋白的酶异常的疾病也可以形成脆甲。

（三）脆甲综合征的治疗

治疗的基础是避免甲板过于潮湿和创伤。日常的家务劳动对甲板的损伤是不可忽视的，可佩戴棉质内衬的橡胶手套来保护指甲，避免反复直接接触洗涤剂和水。温暖和血供充足可以使甲板生长更快。目前没有公认的甲保护剂来防止水和洗涤剂对指甲的软化。在清洁以后，甲板可以用矿物油或者保湿霜进行按摩，避免指甲过于干燥。

指甲的抛光剂成分包括尼龙纤维、丙烯酸酯、树脂和水解蛋白质，这类产品可以在甲板表面形成保护层而不改变甲板本身的结构，因此可以作为美甲时的底层用剂或者作为独立的治疗方式。指甲的硬化剂一般含有5%的甲醛，甲醛可以造成角蛋白网状的连接，从而改变甲板的结构，因此使用这类产品一定要适量，使用不当可能造成甲沟炎、甲分离、甲下角化过度、指间的干燥和腹侧翼状胬肉。2-甲基尿素也是一种指甲的硬化剂成分，但是它比起甲醛的优点是无刺激性和致敏性，不会造成甲板深部的结构改变，它形成的角蛋白交叉连接有自限性，减少了过度硬化后甲脆性反而增加的潜在危险。

部分系统治疗是有效的。对没有明显的血铁降低的患者口服铁剂6个月，甲脆性可以得到改善，也有报道称血铁蛋白的浓度<10 ng/mL时服铁剂有效。月见草油、维生素B_6、维生素C、明胶、生物素都被用于治疗脆甲症，并显示有效。生物素是一种水溶性的维生素B复合物，推荐每天口服2.5 mg，连续3~6个月，一般在服用2个月之后临床症状改善，表现为指甲厚度的增加、甲板背侧不规则纹路和纵行甲裂减少。

第六节 | 甲的颜色改变

一、概述

甲的颜色改变（modification in color）包括甲板本身颜色异常和/或甲下组织的颜色异常。外源性染色导致的甲板颜色异常，其边界可能与近端甲皱襞形态大致相同。如果颜色变化的形状和甲半月弧度吻合，则内源性因素的可能性更大（图3-6-1）。

一般来说，指甲颜色的变化，取决于指甲的透明度、甲板与甲床的黏附（如甲下角化过度或甲分离）、皮下组织的特点（比如皮肤血管的情况）、血液的情况（比如贫血、一氧化碳中毒、高铁血红素血症、硫化血红蛋白血症）。一过性的皮肤色素异常也许可能不会被注意到，但在指甲上存留较久的色变则易于发现。皮肤色素的来源可能是色素产生过多（比如黑色素）、有色物质的堆积（比如铜和多种药物）或者是色素在甲板表面的沉积。甲下血肿的积血处于旧甲板与新生甲板之间的空隙里，不能被降解为含铁血黄素和被吞噬，从而使甲外观呈黑色、紫红色或褐色斑片。在检查甲单位颜色的

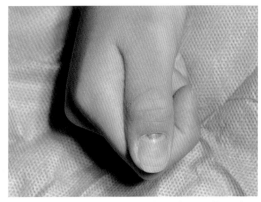

该颜色改变在甲半月，与甲半月形状一致。这是因为该甲下出血产生于甲半月，血液在疏松的甲半月与甲板腹侧之间容易渗透，不能向前渗透至远端的甲床与甲板腹侧之间。

图3-6-1　与甲板半月形状一致的甲下出血

时候需让整个指头放松，不要施加压力，因为压力会驱离指部血液使指头苍白。在观察甲板色素性疾病时则可以下压甲板，驱离血液，减少背景颜色干扰，利于判断颜色来源于甲板或是甲床血管，并明确色素性皮损的边界。为了明确颜色是否在甲板中也可以剪取远端甲板浸入水中做观察。当甲板样本干燥时，其真实的颜色可能因为光散射而失真，用水湿润后颜色更接近正常颜色。如怀疑染色剂造成的外源性颜色变化，可以试用有脱色作用的溶剂（如丙酮）清洁甲板表面。区分颜色变化出现在甲板表面还是甲板内，可以用刀片轻轻刮拭甲板表面。如颜色在甲板表面，经搔刮后颜色会减退；但如颜色染料进入甲板较深，使用有机溶剂和搔刮都无法完全去除色素。颜色浸润了整个甲板甚至甲下则需要进行病理检查。伍德灯检查有时也可用于辅助检查，比如服用四环素导致的色素沉着，在伍德灯下可以看到甲半月呈现黄色的荧光。颜色的变化累及所有指时，如果色变外形和甲半月一致，常为系统性吸收化学物质造成的结果，系统性吸收包括从肺部、胃肠道和皮肤吸收。

甲颜色变化的原因：外来因素包括和染色剂的接触，局部使用外用药、烟草、化妆品、创伤，抗精神病药物，真菌和细菌的感染；系统使用药物和化学品；纵行黑甲；先天性或遗传性疾病；肢端色素沉着。

二、白甲

白甲（leukonychia）是指甲颜色异常中最常见的病变，主要分为3类：真性白甲、表象性白甲和假性白甲。

（一）真性白甲

真性白甲（trueleukonychia）产生的主要原因有：甲母质受损导致的甲板中角蛋白纤维结构发生变化，使甲板变得不透明；角化不良细胞对光的衍射产生了异常，导致出现大小、范围不一的白色甲板；甲板的角蛋白纤维排列紊乱。真性白甲可以是完全性或部分性，可以是暂时性

的或者永久性的，这取决于产生白甲的原因。部分性白甲又可以分为常见的亚完全性白甲、横行白甲、点状白甲和纵行白甲，远端白甲较少见。

1. 完全性真性白甲（total leukonychia） 指全甲板呈牛奶、白粉笔、象牙或陶瓷样颜色（图3-6-2），但这种白色的透明度可以各有不同。不同甲板，甚至同一甲板的不同区域，白甲的程度也可以不同。全白甲甲板的生长速度较正常甲板快。先天性白甲可以家族多发。Bart-Pumphrey综合征是一种常染色体显性遗传的疾病，主要表现为白甲、凹面甲、掌跖角化症、神经性耳聋，病因为基因编码的结合素26缺乏。染色体12q13缺陷也会造成先天性白甲。获得性的全白甲的病因既可以是外源性的，也可以是内源性的。获得性全白甲可以与反射交感性营养不良有关，且多数与其他系统疾病有关。排除了周围环境和身体疾病因素的白甲称为自发性获得性全白甲，可能和冷而多汗的手以及缺少血供显得手指苍白相关。

2. 亚完全性白甲（subtotal leukonychia） 可以观察到在白甲的远端有一宽2~4 mm的粉红色的弧线（图3-6-3）。这是因为白甲的远端会出现一个相对成熟的有核细胞区域，这些有核细胞没有角质透明蛋白颗粒，该区域形成后数周会产生正常的角蛋白。亚完全性白甲和横行白甲一样，可能是全白甲的一个阶段。一个家族里不同的成员或者同一个人可因影响因素的不同造成白甲产生不同形状和范围。此外，每一种类型的部分白甲都可以在同一个人的不同时间出现。出生即有的白甲一部分可以随着时间逐渐缓解。

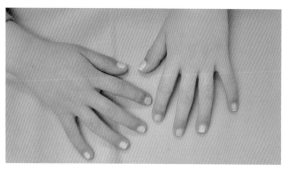

先天性全白甲，与季节等因素无关，无缓解现象。

图3-6-2 全白甲

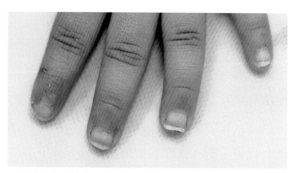

白甲远端有正常颜色边缘，患者自诉夏天白色消失，冬天白甲再次出现。

图3-6-3 亚完全性白甲

3. 横行白甲（transverse leukonychia） 是指一个或多个指甲出现横行的白色条带，宽1~2 mm，且常出现在不同指甲的同一水平。这种白甲可出现在急性砷中毒（Mee's线）、创伤、行走时与鞋的反复撞击造成的微小损伤、急性移植物抗宿主反应、化疗、系统性感染、严重的低钙血症和脓胸的患者。横行白甲也有可能是遗传性的。珠穆朗玛峰甲是描述患者攀登珠穆朗玛峰后，甲板出现的横行白色条带及甲横沟，这些白色条带可见于所有手指和足趾的甲板上。条带的宽度取决于患者在高海拔地区逗留时间的长短。目前认为这些白色条带可能与处于高海拔地区时的代谢异常有关。由于情绪紧张咬甲和在桌面上弹指甲都可能形成横行白甲，病因去除后白甲即消失。乙酰唑胺、萘普生、电子束放射治疗也有可能造成横行白甲（图3-6-4）。

4. 点状白甲（punctate leukonychia） 指在单指或者多指上出现一直径1~3 mm的白点（图

3-6-5）。单发足趾甲上少见。最常见的原因是甲母质反复受到微小的损伤。这些白点的演化常常多变，一般来说是从甲小皮开始出现逐渐随甲板向远端移动，但是大概有一半会在逐渐向远端游离缘移动的过程中消失。消失的原因可能是角化不全细胞在移动的过程中还有继续角化的能力，在此过程中逐渐丢失制造角蛋白的角质透明蛋白颗粒。一些白点则可能会逐渐增大。有些白点在甲半月远端才开始出现，这表示甲床也可能参与了甲板的形成。

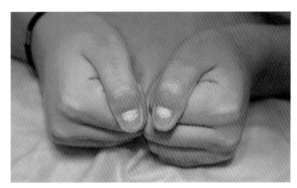

图3-6-4　横行白甲

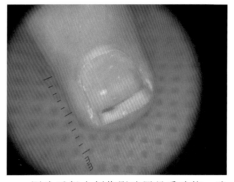

因为反复小创伤影响甲母质功能，造成甲板出现点状大小不一的白甲。

图3-6-5　点状白甲

5. 纵行白甲（longitudinal leukonychia）　是一种典型的局部化生。其特点是在甲板之下形成一个宽约1 mm的永久性灰白色的纵行条纹，组织学检查可以发现该条纹由角质细胞堆积而成。纵行白甲形成的主要原因是甲板的透明度降低。早期的甲裂或者甲纵脊常常可以表现为白色的条纹。同一个指甲可以出现两条纵行白甲，偶尔会出现同一患者同时有2～3个指甲出现纵行白甲。纵行白甲可以出现在Darier病、Hailey-Hailey病、结节性硬化病当中，甲下乳头状瘤和鲍温病也可以表现为纵行白甲（图3-6-6）。

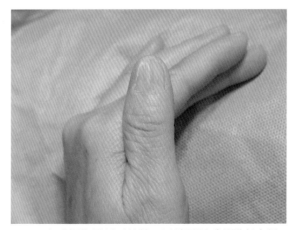

A.左手拇指甲板可见始于远端甲母质的纵行白甲。

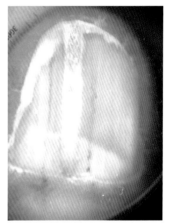

B.皮肤镜下可见纵行白甲起始于远端甲母质，游离缘端可见甲下角化过度伴甲分离。

图3-6-6　甲乳头状瘤引起的纵行白甲

（二）表象性白甲

表象性白甲（apparent leukonychia）是指甲板的透明度降低造成的甲板变白，与甲分离、甲下角化过度、甲下组织的病变（如甲半月增大）等原因有关，分类如下。

1. Terry's甲（Terry's nail） 表现为甲板呈不透明的白色，最初在肝硬化的患者中发现。在大部分的病例中近端甲板变得不透明，甲半月不易看清。这种颜色的变化一般在距指甲游离缘1~2 mm时消失，形成一个宽0.5~3.0 mm的粉红色或褐色区域。该区域界限清楚，主要是静脉瘀滞和甲真皮带所在处。白甲的边缘与甲床远端平行但欠规则。Terry's甲可以累及所有的指甲。最新的研究发现远端褐色带出现的概率是粉红色条带的4倍，而大概有1/4的患者近端甲床呈淡粉红色而非白色。Terry's甲主要和肝硬化相关，也和慢性充血性心力衰竭、成年人发病的糖尿病和衰老等全身基础疾病相关。病理上，Terry's甲主要表现为指甲血管的病变，甲真皮带中毛细血管扩张。Morey and Burke's甲是Terry's甲的变形，表现为甲变白区域由中央向远端延伸，并在远端形成一个弧线边缘，部分病例脚趾可以出现相同的变化。

2. 对半甲（Half-and-half nail） 表现为甲横向地分为前后2个部分，分界清楚。近端的一半常为白色毛玻璃样，甲半月不易看清；远端的区域是粉红色、红色或者褐色。白、红区域比例不定。远端部分的长度占20%~60%，平均为33%。根据临床表现，诊断不难，但当Terry's甲粉红色的远端部分超过整个甲板的50%时，这两种指甲的病变容易混淆。对半甲可以表现为近端一半的指甲为正常的透明度，远端的甲床呈褐色弧形。有时远端部分的甲下真皮带可能会扩展20%~25%，形成远端的色素新月形条带。约40%慢性肾病的患者中可出现对半甲，特别是在尿毒症期比较有特异性。对半甲也可以出现在川崎病、肝硬化、锌缺乏症、糙皮病和HIV感染中。

3. Muehrcke's成对白色条带（Muehrcke's bands，paired white bands） 一般平行于甲半月的弧线。从近端甲皱襞开始，白色的条带和粉红色正常甲床的颜色相间。这种条带在血清白蛋白水平恢复正常以后消失，待血清白蛋白含量下降的时候再次出现，可能是低蛋白血症造成甲半月前的甲床表皮下结缔组织水肿，改变了这部分胶原的排列方式，使其更为疏松，造成其结构类似于甲半月，从而出现白色。这些条带的出现、消失与血清蛋白含量变化相符，支持该假说。此外，服用细胞毒性药物后可以出现成对白色条带，而不对称的成对白色条带可以在创伤后出现。

4. 那不勒斯甲（Neapolitan nail） 有可能只是一年龄相关的现象。该种表象性白甲可以表现为多个横行的白色条带。如果按压甲板造成指甲发白，条带可以消失，部分病例与血管病变相关。白色的条带在冬天可以逐渐增宽至全甲，成为表象性白甲，夏天逐渐恢复（图3-6-7）。

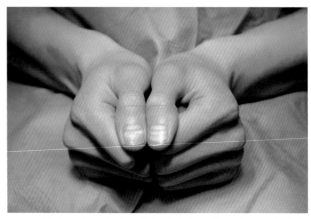

A.该白甲表现为多个横行的白色条带，季节温度升高时可缓解甚至消失，温度降低可再次出现。

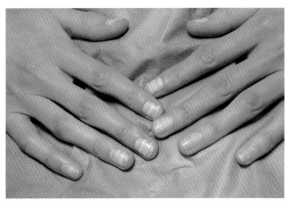

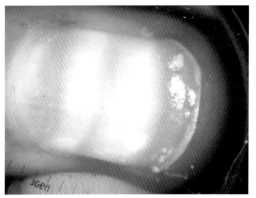

B.甲板的表现。 　　　　　　　　　　　　C.皮肤镜下可见多个横行条带伴点状白甲。

图3-6-7　那不勒斯甲

（三）假性白甲

假性白甲（pseudoleukonychia）是指甲母质没有病变而甲板因为别的原因变白，如甲真菌病。甲下的角质呈粉末状，甲板表面不光滑也可以使甲板看起来呈白色，如银屑病。贫血也可以使甲床苍白。

假性白甲指甲因为外来因素造成甲板表面的破坏，出现白色的改变。白色浅表型甲真菌病定植在甲板的表面，消化甲板角蛋白造成白色不透明的碎片，易于刮除。长时间的美甲造成的脆甲症，甲板的上层变得易脆、发白。甲板裂隙中的空气可使甲板看起来呈白色；另外，甲脆性增加，甲表面形成大量薄的鳞屑也是造成假性白甲的原因之一（图3-6-8）。

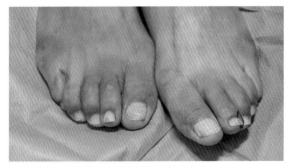

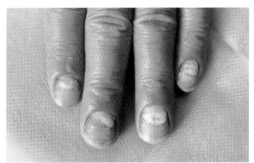

A.甲板表面粗糙，透明度降低形成白甲。 　　　　　B.甲真菌病引起的云絮状白甲。

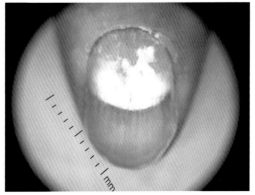

C.远端甲板基本正常，近端白甲边界不规则。

图3-6-8　假性白甲临床表现

三、纵行红甲

甲板出现红色的纵行条带称为纵行红甲。纵行红甲主要分为只累及单指的单发纵行红甲和累及多指的多发纵行红甲。单发纵行红甲最常见于甲乳头状瘤（图3-6-9），其他良性单发纵行红甲的原因包括疣、疣状角化不良瘤、血管球瘤等。恶性单发纵行红甲的病因包括原位鳞状细胞癌、原位黑色素瘤、基底细胞癌。多发性的纵行红甲见于多种系统性、炎症性的疾病，包括Darier病、扁平苔藓、系统性淀粉样变、移植物抗宿主病、乳糜泻病。纵行红甲形成的原因可能是因为甲母质功能的障碍导致甲板深层形成纵沟，而纵沟处变薄的甲板更容易看到其下甲床的血管。特发性的多发纵行红甲指无法与系统性疾病或者皮肤疾病联系起来的病例，其表现可能会伴有疼痛和脆甲。

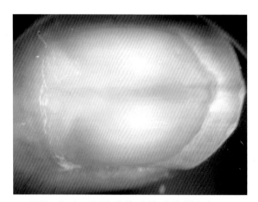

图3-6-9 甲乳头状瘤造成的纵行红甲

四、红色甲半月

红色甲半月（red lunula）主要见于结缔组织和系统性疾病，也可以是特发性的，表现为指甲出现边界清楚的红色甲半月，手足都可出现，甚至20甲同时受累。拇指容易受累，出现深红色的甲半月，甲半月的颜色可能与近端粉红色的甲床边界不清。红色甲半月的前端也可以出现一窄的白色条带。一些严重的斑秃患者可发现红色的甲半月向远端延伸。甲半月的红色可以在给甲板施压时消失。红色甲半月常逐渐自行消退。红色甲半月病变部位的活检标本显示该部位毛细血管既没有数量上的增加也没有大小上的改变。

五、肢端色素沉着

肢端色素沉着（acral pigmentation）既可能是一类疾病，也可能是一些不常见疾病的临床特点之一。如肢端黑变病（acromelanosis），是以肢端手指、脚趾末端色素增加为特点的疾病，甲同时表现为黑甲，最常见于新生儿和1岁以下的幼儿。甲周色素增加（periungual hyperpigmentation），是一种在出生数月内发病的生理性的黑色素沉积。炎症性的疾病可激活甲单位的色素细胞，造成色素增加进而形成肢端的黑变。

六、甲下出血

甲下出血（subungual hemorrhage）是甲下小血管破裂出血，在甲板与甲床之间形成血肿或血

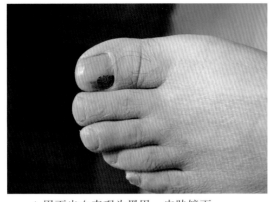

A.甲下出血表现为黑甲，皮肤镜下
见皮损边界有紫色、红色小团块。可用
激光将甲板打开小窗，观察颜色。

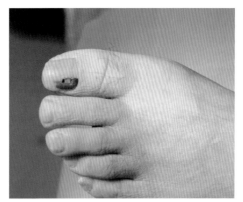

B.开窗后甲板下可见血痂，甲床无颜色，
可诊断甲下出血。该方法无痛、无出血。

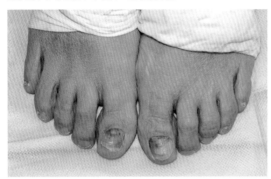

C.对称的踇趾甲下出血多见于反复微小创伤。

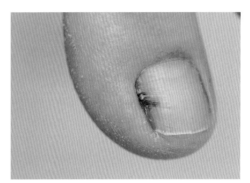

D.踇趾外侧缘甲下出血。

图3-6-10　甲下出血临床表现

痂（图3-6-10）。

甲下出血常呈紫红色到黑色，是最常见的甲异色。一般无须治疗，皮损可能自行消退或随甲板生长向远端移动，最后被剪除。裂片状出血（splinter hemprrhages）是数量不定的短纵行线条，颜色呈红色、紫色或褐色。甲床毛细血管破裂后，外漏血液沿甲床和甲板之间纵行裂隙扩展，形成短纵线的表现，在皮肤镜下观察更清楚（图3-6-11）。裂片状出血多见于创伤，尤其是轻微反复的小创伤；另外，甲银屑病、甲真菌病等伴有甲下角化过度的疾病，可因为增厚的角质损伤甲床造成裂片状出血。

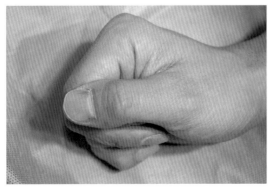

A.右手拇指甲近端可见紫黑色纵行短线。

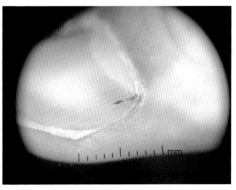

B.皮肤镜下紫色纵行短线为裂片状出血。

图3-6-11　甲下裂片状出血

出血量大时可形成甲下血肿（subungual hematoma），常因为运动、工作、创伤或鞋不适足造成。甲板常呈黑色或紫色。色斑周围常有裂片状出血或紫色、淡红色瘀斑。出血量较多时，由于局部压力增高可引起疼痛，使用刀片、激光或烧红的针尖刺破甲板，引流血液可迅速缓解疼痛。对需要去除甲下斑片或要求活检的患者，可用二氧化碳激光按斑片形状对甲板开窗，将开窗获得的甲板送组织病理检查，刮除甲床上的血痂。此方法不会对甲板形态产生影响。

如积血不能自行吸收而干涸形成血痂，长期存在于甲板和甲床间可形成甲分离。甲外伤后，甲板可能变形，合并甲下出血造成甲异色，这时需要与甲真菌病鉴别。甲真菌病甲板污秽、不透明，可出现黄色到黄绿色甲异色、甲分离等症状，甲分离的边缘呈锯齿状，真菌镜检及培养阳性。

七、色素来源性纵行黑甲

色素来源性纵行黑甲可以分为良性和恶性两类。良性纵行黑甲（benign longitudinal melanonychia），指甲母质区色素细胞激活或增生造成甲板形成灰色、褐色或黑色的条带，皮肤镜下可以观察到甲板有规则、平行的纵行条纹。良性纵行黑甲主要见于甲母痣（nail matrix nevi）、甲雀斑样痣（lentigo）、甲下细胞色素活化（melanocyte activation）。后两者又常被合称为甲黑斑。恶性的纵行黑甲主要见于甲恶性黑色素瘤，表现为边界不清、色素不规则、进展较快，有时浸润周围皮肤。以上纵行黑甲在皮肤肿瘤章节具体阐述。需与纵行黑甲鉴别的疾病有原位鳞状细胞癌、甲乳头状瘤等（图3-6-12）。

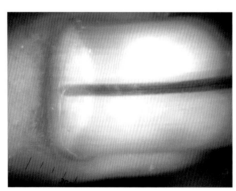

A.该纵行黑甲远端较近端颜色深，更宽。黑线中有线状角化表现，颜色不均一。

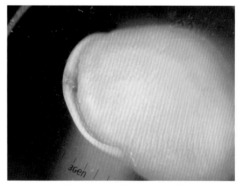

B.皮肤镜下可见甲板远端黑线处甲板增厚，角化栓子形成，提示为角化性疾病，并与成甲有关。病理结果示原位鳞状细胞癌。

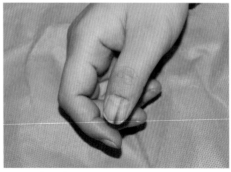

C.表现为纵行黑甲的甲母痣。

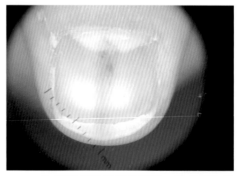

D.该纵行黑甲颜色较浅，但在皮肤镜下可见颜色不均匀，需活检明确诊断。

图3-6-12 表现各异的纵行黑甲

参考文献

［1］BARAN R. Baran & Dawber's Diseases of the Nails and their Management［M］. Hoboken: Wiley-Blackwell, 2019: 59-104.

［2］RICH P. An Atlas of Diseases of The Nail［M］. New York: Taylor & Francis e-Library, 2005: 9-45.

［3］PIRACCINI B M. Nail Disorders［M］. Bologna: Springer, 2014: 7-22.

［4］RICHARD K S. Nails: Diagnosis·Therapy·Surgery［M］. Saunders: Elsevier, 2005: 1-7.

［5］MAUTNER G H, LU I, ORT R J, et al. Transverse leukonychia with systemic infection［J］. Cutis, 2000, 65（5）: 318-320.

［6］WALKER J, BARAN R, VELEZ N, et al. Koilonychia: an update on pathophysiology, differential diagnosis and clinical relevance［J］. J Eur Acad Dermatol Venereol, 2016, 30（11）: 1985-1991.

［7］TWIGG E V, WEITZ N A, SCHER R K, et al. Pincer nails in a patient with systemic lupus erythematosus and lupus nephritis: a case report［J］. JAAD Case Rep, 2016, 2（3）: 233-235.

［8］LIN Y C, WU Y H, SCHER R K. Congenital curved nail of the fourth toe-three different clinical presentations［J］. Pediatr Dermatol, 2007, 24（4）: 380-383.

［9］AKOZ T, ERDODAN B, GORGU M, et al. Congenital anonychia［J］. Plast Reconstr Surg, 1998, 101（2）: 551-552.

［10］ALLEGUE F, GONZALEZ-VILAS D, ZULAICA A. Isotretinoin-induced elkonyxis［J］. Actas Dermosifiliogr, 2016, 108（2）: 166-167.

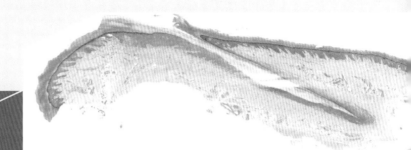

第四章

甲肿瘤
Nail Tumors

第一节 ｜ 良性肿瘤

一、甲下血管球瘤

血管球瘤（glomus tumor）是来源于血管球体的良性、血管平滑肌性增生物。血管球体位于皮肤网状真皮层，为一种可收缩的神经肌肉动脉结构，通过控制皮肤血管中的血流来调控血压和温度。血管球由入球小动脉、出球小静脉和两者之间的吻合支，以及球内网状组织和球的囊状部分构成，这些结构出现异常增生都可以导致肿瘤形成。血管球瘤可发生在全身任何部位，但最常出现在指（趾）远端，尤其是甲下，男性更常见发生于身体其他部位。有学者将血管球瘤分为单发型和多发型。单发型多见于甲下，多发型多见于身体其他部位。

甲下血管球瘤占发生于手部的软组织肿瘤的1%～5%，主要表现为甲下不易观察到的红色或蓝色结节。当结节长大影响甲板形成时，可出现甲抬高甚至甲裂，向下生长则可以压迫骨，使骨面形成凹陷。最常见的自觉症状是甲下疼痛、压痛、敏感、遇冷疼痛加重。

（一）病因

血管球瘤病因不明，可能与性别、年龄、创伤及遗传因素有关。有学者认为血管球体结构非常脆弱，易受创伤，创伤后的异常增生可能导致了血管球瘤的发生。血管球瘤疼痛的原因不明确，有以下几种假说：由于血管球结构的囊对压力敏感，局部的肥大细胞可以释放肝素、组胺和5-羟色胺等物质，使球状结构对压力和温度的敏感增高；另外，更多的无髓鞘神经纤维进入血管球体也可能是疼痛产生的原因之一。

（二）临床表现和辅助检查

甲母质、甲床、指腹都可能受累。中年妇女患该病较常见。主要表现为：

1. 甲下肉眼不易观察到的大小不一的红色或蓝色结节（图4-1-1，图4-1-2）。

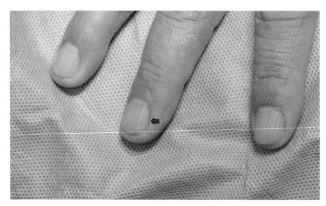

图4-1-1　发生于甲床下方的血管球瘤

较小的血管球瘤常不易被肉眼发觉，该例患者仅能看到淡紫色（红色箭头所指），但患者疼痛及压痛明显，其压痛点可帮助确定瘤体位置。

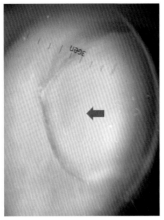

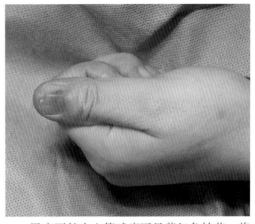

在皮肤镜下可见淡紫色区域，用皮肤镜压迫甲面，瘤体周围甲床血流减少，变得苍白，使淡紫色或淡红色区域更加明显。但皮肤镜亮度过高可使颜色较淡的皮损更不易发觉。

图4-1-2　病例的皮肤镜下表现

甲床下较大血管球瘤可呈紫红色结节，将甲板上抬，形成帐篷样。瘤体向上挤压甲板和甲母质导致甲板变薄，可见甲板远端游离缘切迹。

图4-1-3　甲床下较大血管球瘤

　　2. 当结节继续长大，向上挤压甲板或甲母质，受累甲可出现甲抬高甚至甲裂（图4-1-3至图4-1-5），向下生长则可以压迫骨，使骨面形成凹陷。

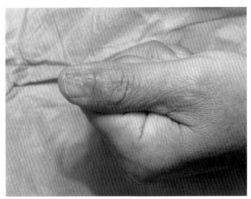

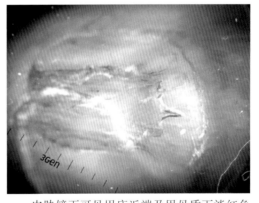

瘤体继续长大可压迫甲母质，影响其成甲功能，导致甲变薄进而产生甲裂甚至甲缺失。

图4-1-4　甲母质下较大血管球瘤导致甲板破坏

皮肤镜下可见甲床近端及甲母质下淡红色瘤体隆起，对应位置的甲板变薄，表现为甲破裂，与周围正常甲分界清楚。

图4-1-5　图4-1-4病例皮肤镜下改变

　　3. 最常见的自觉症状是甲下疼痛、压痛、敏感，遇冷疼痛加重。

　　4. 皮肤镜可以帮助确定肉眼难以辨认的瘤体，皮肤镜下可见到更明显的紫色或淡红色结节，帮助甲外科医生确定手术的部位和范围。

　　5. 影像学检查可以辅助诊断疑似病例，明确瘤体位置。术前行彩色多普勒超声检查，可以明确瘤体位置、大小和形状。MRI可以探测到直径<2 mm的瘤体。

（三）病理表现

血管球瘤边界清楚，由围绕血管的血管球细胞组成。球细胞均一，圆形，具有淡染嗜酸性胞浆，圆形细胞核位于中央（图4-1-6）。血管球瘤根据血管球细胞、血管和平滑肌细胞三者构成的多少，可分为3类：实体血管球瘤、球血管瘤和血管球肌瘤。

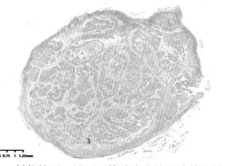

A.低倍镜下，甲下血管球瘤为境界清楚的结节。

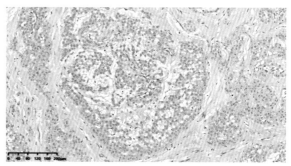

B.瘤体内有血管腔，周围是成簇的血管球细胞。血管球细胞胞体小、立方状、核形态单一。血管球细胞是变异的平滑肌细胞。如果血管占优势，称为球血管瘤；如果可见成束的平滑肌，称为球血管肌瘤。

图4-1-6　血管球瘤病理表现

（四）诊断标准

1. 女性多见，发病前可有外伤史。

2. 患者疼痛、压痛明显，遇冷疼痛加重，压痛点常可见到1个红色或蓝色甲下结节。

3. Love's实验　用针头压迫甲板，找出压痛点。

4. Hildreth's实验　对患指上止血带后疼痛消失或Love's实验转阴。

5. Cold-sensitivity实验　冷水或冰块作用于患指，疼痛加重。

6. 彩超检查　可明确观察到甲下结节。

7. X线检查　可能看到骨面被压迫形成凹陷。

8. MRI　可探测到<2 mm的结节，或者为手术后复发病例提供影像学支持。

（五）鉴别诊断

1. 甲下疣　也可产生疼痛，但常常位于甲板远端游离缘或侧面甲皱襞，无遇冷疼痛加重症状，彩超可帮助鉴别。

2. 甲下外生骨疣　可产生疼痛但不常见，多为青少年发病，可有外伤史，足趾常见。常有甲板向上抬起，无遇冷疼痛加重症状，X线检查有助于鉴别。

3. 痛风　常有血尿酸浓度异常，无遇冷疼痛加重症状。

4. 平滑肌瘤　无遇冷疼痛加重症状。

（六）治疗

手术切除是唯一治疗方法。可根据血管球瘤的解剖位置，选择不同的手术入路。如瘤体位于甲床下，可部分掀开甲板，切开甲床，分离瘤体。如瘤体位于甲母质下（图4-1-7），并被近端甲皱襞覆盖，手术时需要切开近端甲皱襞两侧，将近端甲皱襞翻开，掀起瘤体上方甲板，暴露甲母质后，剥离其下瘤体。在甲母质部位剥离血管球瘤时，尽量避免过多钳夹、牵拉、切割甲母质。剥离完成后使用可吸收线缝合甲母质以保持甲母质的完整性，使甲板正常再生的可能

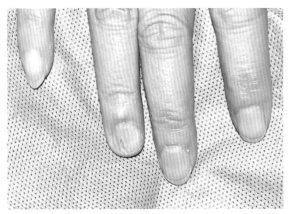

A.可见甲板中间隆起，甲半月处红色，未见明确边界。患者疼痛、有压痛、对温度敏感，考虑血管球瘤。

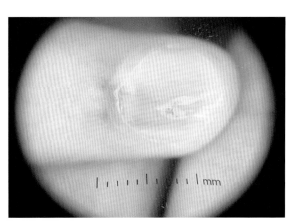

B.皮肤镜下表现。

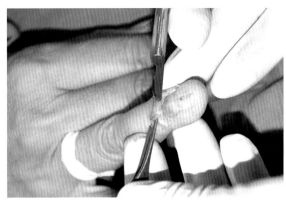

C.手术时，先切开近端甲皱襞两侧，将甲皱襞翻起，充分暴露甲板。切开近端甲皱襞时两处切口应向外斜，利于暴露甲板和甲母质外侧角。

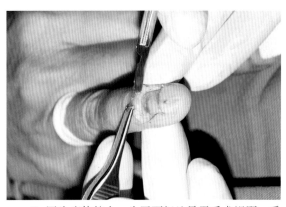

D.因为瘤体较大，为了更好地暴露手术视野，采用全拔甲，可见甲母质下较大红色结节，甲母质菲薄。

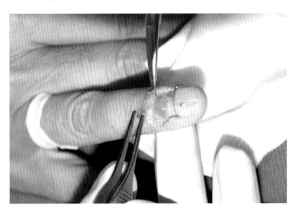

E.甲床下淡红色瘤体。

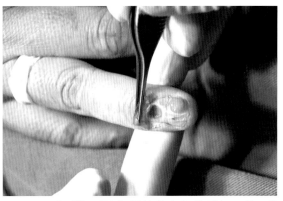

F."U"形切开甲床/甲母质（"U"形切口利于瘤体暴露），完整分离瘤体，分离后可见球瘤下指骨被压形成凹陷。

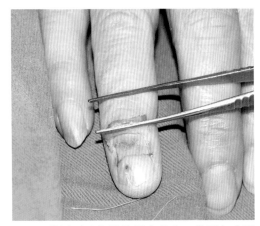

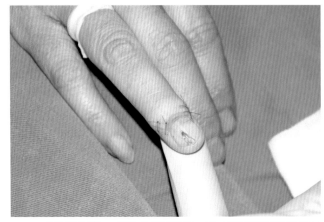

G.使用可吸收线将甲床缝合，其下如有明显空腔，可取周围或近端甲周脂肪组织填塞。

H.将甲板回植，有助于创面恢复，防止近端甲皱襞腹侧与甲母质粘连，且换药时可避免敷料与创面粘连而难以揭下。

图4-1-7 手术剥离位于甲母质下方的血管球瘤

性增加。如创面较大无法缝合，二期愈合也可，创面愈合后甲板仍有可能完全再生。为减小损伤，术中暴露病灶可以采用局部甲板开窗。血管球瘤有时多发，注意不要遗漏，术前彩色多普勒超声检查可以减少遗漏的风险。

　　如血管球瘤位于侧甲皱襞（图4-1-8），手术切口可取侧甲皱襞侧缘，避免拔甲，将甲板和甲床一起掀起，寻找并剥离血管球瘤。

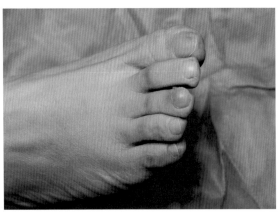

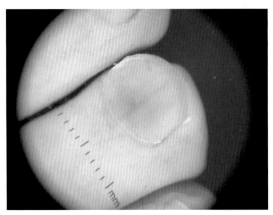

A.右足第3趾甲下可见紫色结节，甲板表面呈球形，结节位置偏左侧甲皱襞。

B.皮肤镜下，可见甲板近端侧缘有淡紫色结节。

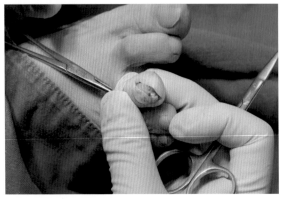

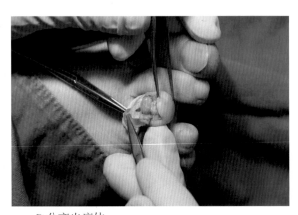

C.从侧面甲皱襞切开，将甲板与甲床作为一个整体掀起，暴露甲下瘤体。

D.分离出瘤体。

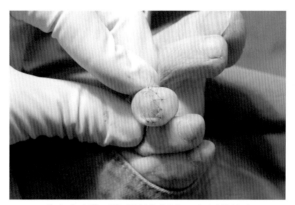

E.分离出瘤体后将甲板与甲床一起原位缝合。

图4-1-8　手术剥离位于侧甲皱襞的血管球瘤

二、获得性甲纤维角化瘤

（一）病因

获得性甲纤维角化瘤（acquired ungual fibrokeratoma，AUK），又称获得性指（趾）纤维角化瘤（acquired digital fibrokeratoma）、甲周纤维瘤（periungual fibroma），是一种良性的纤维组织肿瘤。创伤被认为是获得性甲纤维角化瘤的主要原因，也有环孢素引起获得性甲纤维角化瘤发生的报道，但与典型的纤维角化瘤有很大的不同。目前尚无HPV和获得性甲纤维角化瘤有关的证据。

（二）临床表现

获得性甲纤维角化瘤，是一种良性、获得性或原发产生的无症状结节，它有一个角化过度的顶端和一个狭窄的蒂，最常出现在甲周区域、近端甲皱襞之下、侧面甲皱襞之中，甚至甲母质。大多数的甲纤维角化瘤从甲小皮的远端、甲板的上方萌出，将甲板背侧面挤压出一条纵行的锋利的沟（图4-1-9）。

有些瘤体从甲母质发生，所以瘤体会在甲板中间生长（图4-1-10）。这种生长在甲板中的纤维角化瘤可将甲板分为上下两部分，因此又叫分离甲下纤维角化瘤。从甲床产生的甲下纤维角化瘤，皮肤镜下可以看到数个集簇分布的暗红色结构被白色的角化膜包裹，这些网状膜的组

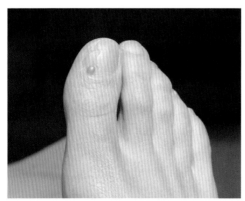

A.近端甲皱襞游离缘可见芽状结节，其下甲板被压迫呈纵行凹槽。

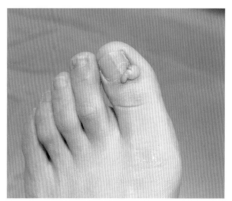

B.结节可成分叶状，压迫甲板的面积较宽。

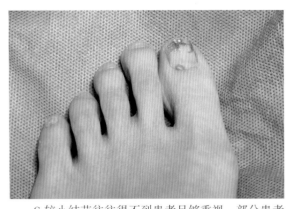 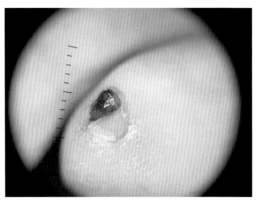

C.较小结节往往得不到患者足够重视，部分患者就诊前多次自行剪除外露结节。

D.皮肤镜下可见近端甲皱襞下长出结节，因为反复摩擦出血，呈紫色外观。

图4-1-9　获得性甲纤维角化瘤的各种临床表现

织结构可能是网状的表皮角化过度。纤维角化瘤可以有两个甚至更多的顶，并可持续生长。多发性纤维角化瘤是结节性硬化症的主要诊断标准之一。

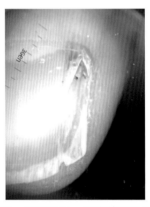

皮肤镜下可见纤维角化瘤从甲板中萌出，挤压甲板，造成其下甲板形成凹槽，其上甲板缺失。

图4-1-10　生长在甲板中的纤维角化瘤

（三）病理表现

　　获得性甲纤维角化瘤，与获得性肢端纤维角化瘤、蒜瓣样纤维瘤（garlic clove fibroma）、结节性硬化症的甲周甲下纤维瘤同属肢端纤维角化瘤这一组疾病，有相似的组织学改变：表皮角化过度伴棘层增生肥厚，常见分枝状表皮突。病变的核心由成纤维细胞和致密胶原纤维组成，常呈垂直走向，有时血管成分明显（图4-1-11）。

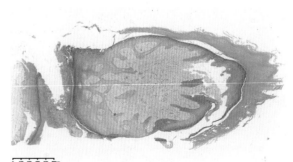 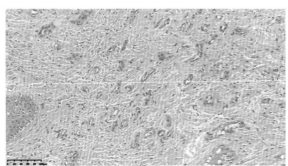

A.低倍镜下瘤体与周围组织分界清楚。

B.真皮内成熟成纤维细胞和小血管。

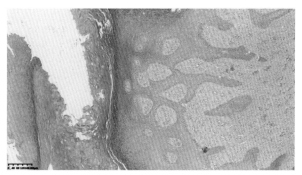

C.表皮角化过度，颗粒层棘层增生。

图4-1-11　获得性甲纤维角化瘤的病理表现

（四）诊断标准

1. 甲周出现单发或多发指状纤维性肿瘤，可以从近端甲皱襞下、甲沟、甲下长出，在甲板上可压迫甲板形成纵行凹陷。

2. 为后天性发生，常与创伤相关。

3. 特征性的病理改变。

（五）鉴别诊断

与纤维瘤（一般在甲周皮肤组织生长，近端甲皱襞下生长少见）、瘢痕疙瘩（少见于近端甲皱襞，且易复发）鉴别。与Koenen瘤的鉴别见Koenen瘤部分。另外，皮角、化脓性肉芽肿、寻常疣、外生骨疣都需与获得性甲纤维角化瘤鉴别。

（六）治疗

唯一的治疗方法是手术。手术方法取决于瘤体的大小和发生的部位，通常沿瘤体向其基底分离，完整切除直至骨膜表面（图4-1-12）。过于表浅的切除往往导致复发。

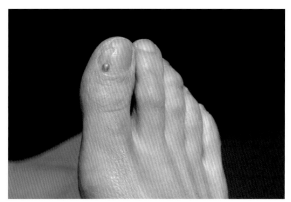

A.获得性甲纤维角化瘤从近端甲皱襞萌出，压迫甲母质，导致甲板形成边界清楚的凹槽。

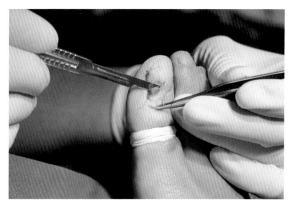

B.切开甲皱襞，暴露瘤体，可见瘤体有蒂。

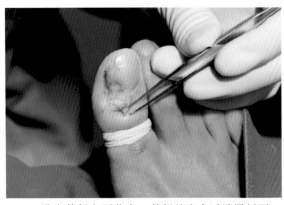

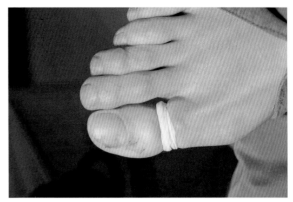

C.沿瘤蒂部向下分离，蒂部基底在近端甲板下、近端甲母质上。

D.在基底部彻底切除病变后，缝合创面。

图4-1-12　获得性甲纤维角化瘤手术过程

三、Koenen瘤

50%的Koenen瘤（Koenen tumors）与结节性硬化症相关，结节性硬化症是一种累及神经系统、眼、皮肤、皮肤附属器、肾、心脏血管和骨等多器官系统的遗传性疾病。Koenen瘤是结节性硬化症的主要诊断标准之一。

（一）病因

结节性硬化症主要与位于9q34的TSC1和位于16q13.3的TSC2两个基因位点突变有关。部分结节性硬化症只表现为Koenen瘤。瘤体出现在甲下可能会引起纵行红甲。

（二）临床表现

Koenen瘤的临床表现为多发的甲纤维角化瘤（图4-1-13）。亚洲患者通常在12~14岁发病，2岁以下不发病。随着年龄的增长，肿瘤的大小和数目逐渐增加。15%的患者在18岁以后出现纤维角化瘤。通常无自觉症状，瘤体坚硬，表面光滑，肤色或者淡红色，足趾发病较手指常见。

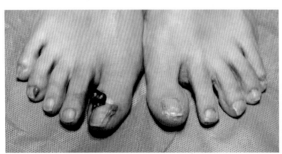

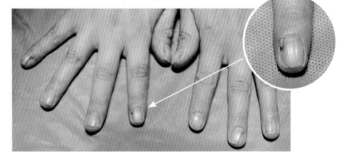

A. Koenen瘤患者，可见双足多处纤维角化瘤样病变从近端甲皱襞长出，其中右足蹈趾一处瘤体因为摩擦产生血肿。

B. Koenen瘤患者双手指近端甲皱襞下萌出指状瘤体，压迫甲板形成界限清楚的凹槽。

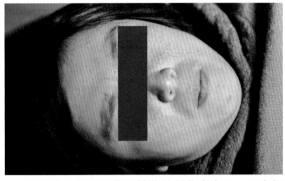

C.患者面部可见典型结节性硬化症表现。面中部对称分布红色丘疹，病程较长。

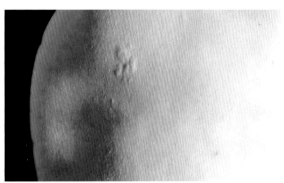

D.患者背部皮肤可见鲨鱼皮斑①。

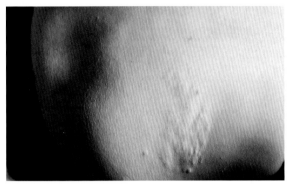

E.患者背部皮肤可见鲨鱼皮斑②。

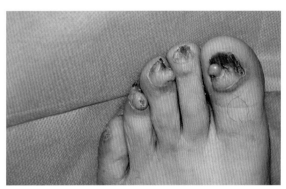

F.左足可见多发性纤维角化瘤，部分肥厚。

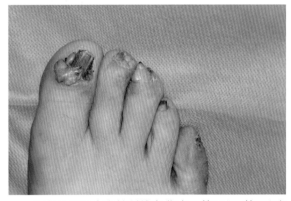

G.右足可见多发性纤维角化瘤，第1趾、第3趾瘤体肥厚。

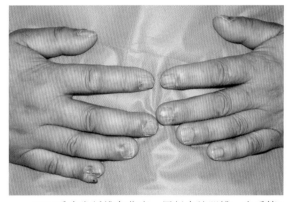

H.双手多发纤维角化瘤，甲板多处凹槽，右手第4指瘤体在甲板以下。

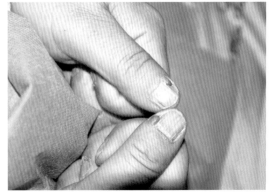

I.双手拇指可见典型指状瘤体从近端甲皱襞下萌出。

图4-1-13　Koenen瘤的临床表现

（三）病理表现

Koenen瘤和甲纤维角化瘤在病理上没有区别。

（四）诊断标准

甲周出现多发指状纤维性肿瘤，青少年发病。多与结节性硬化症其他表现同时存在。

（五）鉴别诊断

Koenen瘤常被认为是纤维角化瘤的一个亚型。有学者根据临床表现、部位和来源把纤维角化瘤分为两类：①与甲关系更近，出现在甲近端甲皱襞或者甲周围结缔组织；可以是获得性的（如甲周纤维角化瘤、蒜瓣样纤维瘤）或先天性的（结节性硬化症）。②获得性肢端纤维角化瘤，来源于真皮结缔组织，常在创伤后或自发出现，易累及手指。也有学者认为以上两类疾病不管从临床表现还是病理特点都有共同点，为了避免重复，可以归为一组疾病：肢端纤维角化瘤（acral fibrokeratoma）。

（六）治疗

患者常因美观或者压迫造成的疼痛就诊，未见恶变的报道。治疗方法与获得性甲纤维角化瘤一样，需要沿瘤体向下剥离，对瘤体的基底进行完整切除（图4-1-14），否则易复发。即使切除完整，对结节性硬化症的患者来说，仍然容易复发。

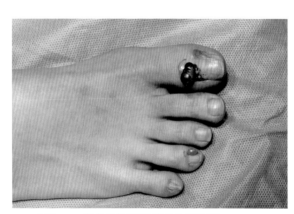

A.Koenen瘤多发性甲纤维角化瘤表现。

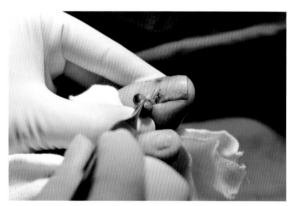

B.大踇趾近端甲皱襞可见多个指状瘤体。

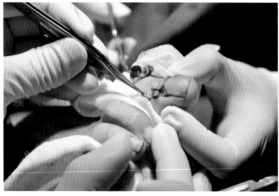

C.切开近端甲皱襞充分暴露瘤体基底部。

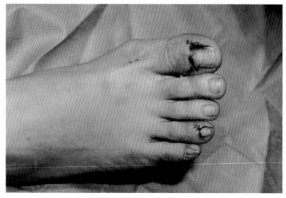

D.从基底部切除瘤体，缝合甲皱襞。

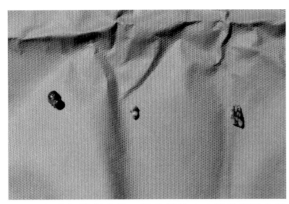

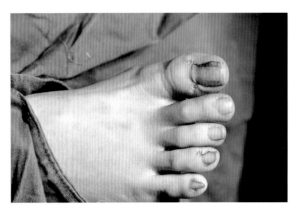

E.部分切除的瘤体，最右侧的多个指状瘤体有共同的基底部。

F.2周后拆线。

图4-1-14 Koenen瘤的手术治疗

四、疣

产生于甲部的疣主要指甲周疣（periungual warts）和甲下疣（subungual warts），为生长在甲周或甲床的病毒疣，之所以将其归为肿瘤一章是因为甲周疣、甲下疣与甲单位的鳞状细胞癌有关。

（一）病因

甲周疣和甲下疣由不同基因型的人类乳头瘤病毒（human papillomavirus，HPV）侵入皮肤屏障不完整的甲下、甲周组织引起。其中HPV1，2，4，27和5基因7型在良性的甲周疣和甲下疣中最常见。HPV16，18，52，58和73基因型引起者少见，但可能引起恶变，转变为鳞状细胞癌。有啃咬、挑刺、撕扯甲和甲周组织习惯的人（如咬甲癖患者）易患，且易传播。咬甲也使部分患者唇部和面部继发病毒感染，形成寻常疣。

（二）临床表现

疣体可以在病毒接种后数周到一年时间出现，逐渐生成一个大小不一的结节或斑块，表面粗糙。粗糙的表面可见集簇状出血点。手指比足趾更易受累。大多数甲周疣位于甲皱襞，但有时也会扩散到甲床，造成甲分离。角化过度明显，可发生皲裂，患者可感觉疼痛。疣体影响甲母质、近端甲皱襞腹侧时，可引起甲分离、甲板沟脊（图4-1-15）。

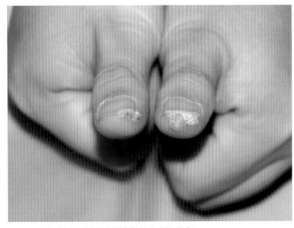

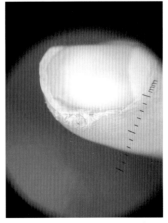

A.患者双手拇指甲周疣和甲下疣。

B.皮肤镜下可见皮损高于皮面，表面粗糙，角化过度。

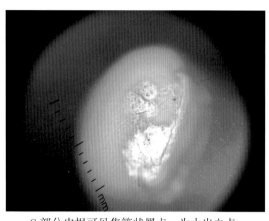

C.部分皮损可见集簇状黑点，为小出血点。

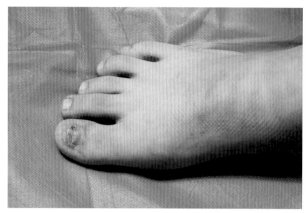

D.踇趾甲周疣，患者反复激光治疗，导致甲床退缩。

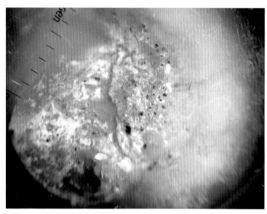

E.皮肤镜下可见粗糙的表面和点状出血，与周围正常组织分界清楚。

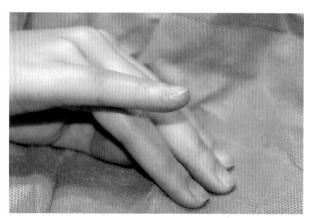

F.患者第5指甲板外缘可见边界清楚的疣体。

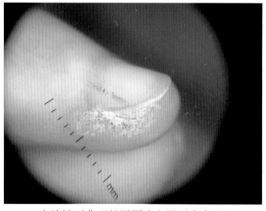

G.皮肤镜下典型的甲周疣和甲下疣表现。

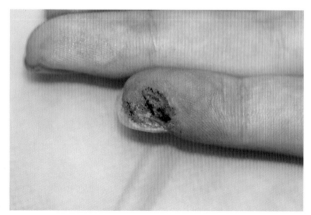

H.第5指甲下及甲周疣。

图4-1-15　甲周疣和甲下疣临床表现及皮肤镜下表现

（三）病理表现

与寻常疣病理表现相同，疣体表皮可见大量挖空细胞（图4-1-16）。

（四）诊断标准

1. 甲周疣状增生，治疗后易复发。甲下疣可造成甲板形态异常。

2. 部分患者有咬甲、剔甲等损伤甲及甲周组织的习惯。

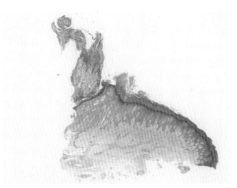
A.低倍镜下的甲周疣。

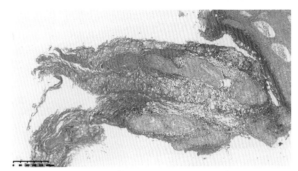
B.中倍镜下的疣体,可见大量挖空细胞。

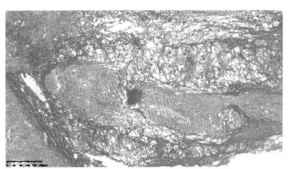
C.挖空细胞和增大的不规则的透明角质颗粒。

图4-1-16 甲下疣病理表现

3. 对常规治疗无效,病变迁延者行组织病理检查以确诊。

（五）鉴别诊断

1. 甲鲍温病 甲鲍温病可表现为甲下新生物,常无渗出,疼痛不常见,甲下疣多伴有甲周疣,活检可帮助诊断。

2. 甲下骨疣 甲下疣可表现为甲下结节,上抬甲板,与甲下骨疣类似。甲下骨疣结节质硬,彩超或X线片可发现骨性增生。

（六）治疗

1. 甲周疣、甲下疣治疗后容易复发,可行冷冻、激光等物理治疗。物理治疗后可外用干扰素、咪喹莫特软膏。

2. 甲下疣因为在甲板下,常需要掀开甲板,充分暴露病灶,再予切削后,对创面及周围进行电凝治疗,减少复发率,必要时可加用光动力治疗（图4-1-17）。

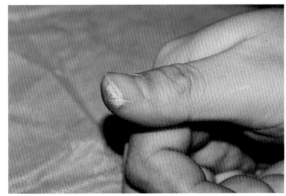
A.右手拇指甲下疣治疗前。

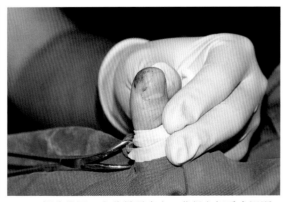
B.部分拔甲,充分暴露病变,获得良好手术视野。

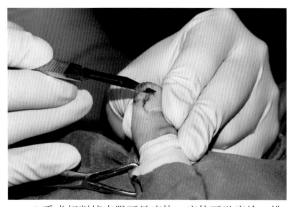

C.手术切削掉肉眼可见疣体。疣体可送病检，排除肿瘤。

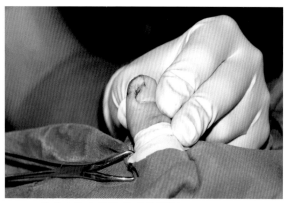

D.手术去除肉眼可见疣体即刻。

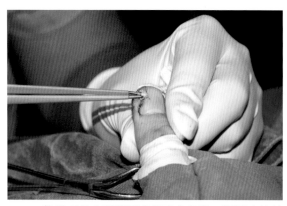

E.使用双极电凝凝固残留病变组织。凝固疏松结缔组织时可出现起泡样表现，不再起泡时，表示治疗深度足够。

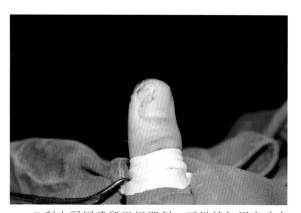

F.刮去凝固残留组织即刻。可继续加用光动力治疗。

图4-1-17 甲下疣的治疗

五、甲乳头状瘤

甲乳头状瘤（onychopapilloma），于1995年被Baran和Perrin首次报道。这是一种产生于远端甲母质、甲床的甲良性肿瘤，表现为单指甲板下的线性条纹。常常不伴有症状，所以易被患者忽视。患者常因为发现甲板有纵行的裂隙或红色、白色的纵行条带前来就诊。

（一）病因

甲乳头状瘤是起源于远端甲母质和近端甲床的良性肿瘤。

（二）临床表现

甲乳头状瘤可以表现为起源于甲母质或甲床的纵行红甲、纵行白甲或纵行黑甲，这些改变常伴有裂片状出血（图4-1-18）。

皮肤镜下观察甲板游离缘可见一角化栓子。甲板的远端可以裂开，呈现楔形的缺口（图4-1-19），周围可以有局部的甲分离。

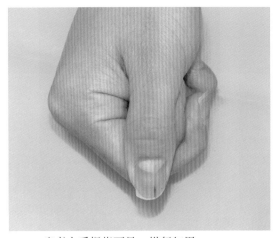

A.患者右手拇指可见一纵行红甲。

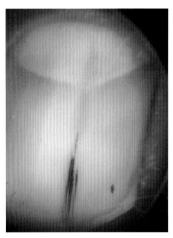

B.皮肤镜下可见红线起始于近端甲母质内，远端伴有裂片状出血。

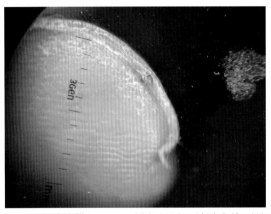

C.皮肤镜横切面观，纵行红甲远端游离缘可见一角栓。

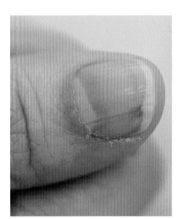

D.该例患者纵行红甲处，甲半月形态变得不规则。

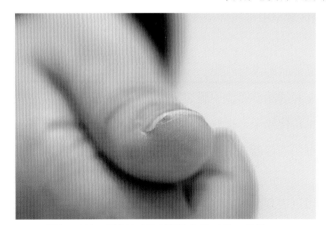

E.横切面观，纵行红甲远端游离缘可见一角栓。

图4-1-18 甲乳头状瘤临床表现

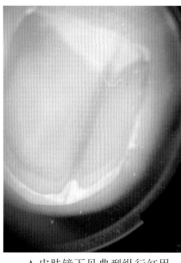 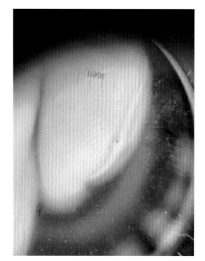

A.皮肤镜下见典型纵行红甲，远端有甲分离，形成游离缘楔形缺口外观。甲半月有变形。

B.远端游离缘的角化物。

图4-1-19　甲乳头状瘤皮肤镜下观

　　在同甲上出现多个或多甲同时出现甲乳头状瘤的情况少见。甲乳头状瘤最常见的临床表现是纵行红甲，其次是纵行白甲和黑甲。也可不表现为纵行条带，只出现较长的裂片状出血。纵行条带并发远端甲板下角质栓子时高度提示甲乳头状瘤的诊断。

　　远端游离缘的栓子常在牵拉或修剪时产生疼痛。皮肤镜下可见远端甲下角化过度和发卡样的血管，有时可见甲下裂片状出血。

　　（三）病理表现

　　甲下乳头状瘤的诊断需要病理检查来确认。主要的病理特点是甲床出现棘层增厚，乳头瘤样增生，病变角质生成区域呈甲母质样改变。

　　（四）诊断依据

　　1. 甲板出现无明显症状的纵行红甲。

　　2. 可伴裂片状出血和远端游离缘甲脆裂。

　　3. 红线的远端可见角化栓子，皮肤镜观察更为清晰。

　　4. 病理检查结果可明确诊断。

　　（五）鉴别诊断

　　1. 甲鲍温病　也可以表现为纵行红甲，但其远端甲下很少出现角化的栓子，常可观察到甲下的角化过度，病理检查可明确诊断。

　　2. Darier病和甲下的纤维瘤　均可表现为纵行红甲或纵行白甲，诊断需要依靠病理检查。

　　3. 纵行甲下棘皮瘤（longitudinal subungual acanthoma）　又称甲下脂溢性角化症（subungual seborrheic keratosis），可表现为纵行黑甲或白甲，纵线可以角化形成线状甲板增厚，从甲板远端横切面可以看到局部增厚，类似甲乳头状瘤的甲下角栓。但其边界与周围甲板分界不清，也很少出现红线，病理检查可以区别。

4.指(趾)端角化棘皮瘤（distal digital keratoacanthoma） 包括发生在甲下和甲周的角化棘皮瘤，较少见。虽为良性但生长迅速，且常向下侵袭骨。临床常表现为甲板边缘或甲床远端出现单发或多发角化结节，疼痛明显。

（六）治疗

无症状的纵行红甲和甲下角栓可不治疗，但远端的角化栓子造成的甲脆裂使患者疼痛或生活不便时可以选择手术去除。手术时将甲板掀起后，切除纵行红线相对应的甲床至远端甲母质，待可吸收线缝合后，回植甲板（图4-1-20）。因近端甲母质完好，甲板再生后无破坏。纵行红甲突然出现或有明显变化，应完整切除皮损行病理检查，排除原位鳞状细胞癌。部分切除或使用环钻获取样本可能造成标本取材不典型或病变区域切除不彻底，常需要二次手术。

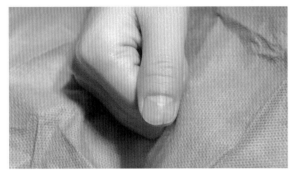

A.甲乳头状瘤术前。此例患者纵行红甲远端形成甲裂。

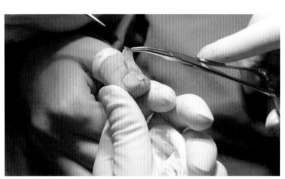

B.纵行切开甲板，部分掀开甲板，暴露病变。

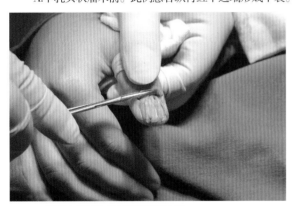

C.纵行切除病变至近端甲母质。

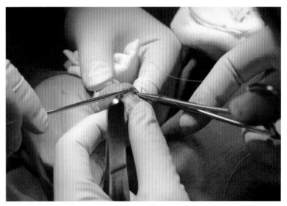

D.对甲床纵行缺损用可吸收线缝合。

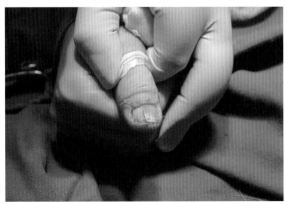

E.覆盖甲板有助创面愈合，保持甲板对其下甲床和甲周组织的反作用力效应。缝合近端甲皱襞伤口和甲板。

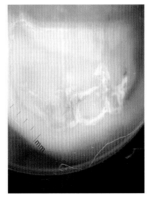

F.3个月后复诊，可见患者甲板近端新生成甲无裂隙及纵行红甲。

图4-1-20 甲乳头状瘤的手术治疗

六、浅表肢端纤维黏液瘤

浅表肢端纤维黏液瘤（superficial acral fibromyxoma，SAFM）又称黏液瘤（myxoma）、指纤维黏液瘤（digital fibromyxoma）。好发于成年人手足的甲下或甲周，发病年龄为4~86岁，病程从3个月到30年不等。

（一）病因

病因尚不清楚，有部分报道与外伤有关。

（二）临床表现

几乎所有的SAFM都发生在甲周或甲下，甲床受累的几乎占病例的一半。SAFM是一种生长缓慢、单发、有弹性的肿瘤，常无症状，40%的病例可出现疼痛。肿瘤可以逐渐增大影响甲床、甲皱襞和甲母质。被挤压的甲板和甲周的组织出现变形，外观呈圆顶样、疣样或息肉样，颜色呈白色、粉色或红色，表面被角化物质覆盖（图4-1-21）。黏液瘤大0.5~5.0 cm，平均1.75 cm。生长在甲母质下的黏液瘤，有可能会造成假性杵状甲、甲弯曲、三角形甲半月，同时也可以伴发裂片状出血。约有3%的患者X线下可见到骨的侵蚀。肿瘤在彩超下可见低密度影、不均质的占位，中间可有暗区，血管血流量可以发生变化。

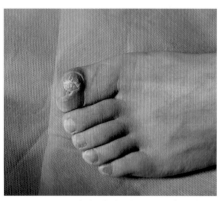

A.左踇趾浅表肢端纤维黏液瘤，表现为圆形结节，表面有角化物质，长期占位造成其上甲板缺失。

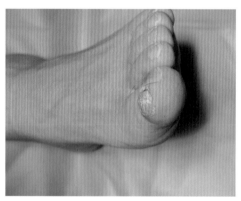

B.横切面观，可见结节突出，高于甲板表面，残余甲板远端向腹侧卷曲。

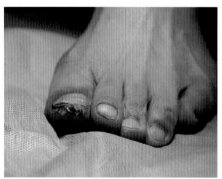

C.远端甲下可见角化物质堆积，周围颜色较浅，按压质地较软。

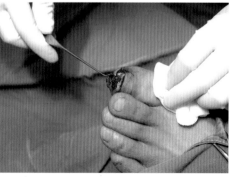

D.切开表层角化物质及包膜，可见囊内为透明胶冻样物质。

图4-1-21　浅表肢端纤维黏液瘤临床表现

（三）病理表现

浅表肢端纤维黏液瘤境界清楚但无包膜，肿瘤由星状细胞和梭形细胞组成，伴有杂乱、松散席纹状或丛状生长模式。细胞镶嵌于黏液性、黏液胶原纤维性的胶原纤维基质中，常伴明显的血管系统及肥大细胞数目增多（图4-1-22）。部分患者结节上方表皮可以看到明显的角化过度，棘层增厚。

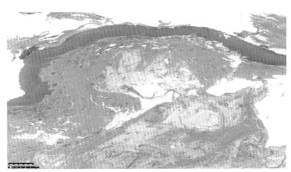

A.低倍镜下可见分叶状瘤体位于真皮及皮下组织中。

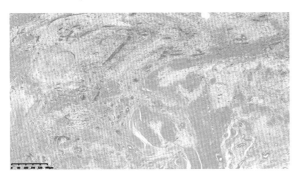

B.分叶状瘤体中可见黏液与纤维成分。

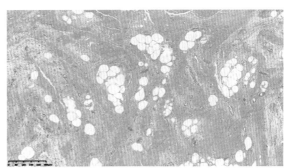

C.肿瘤位于黏液与胶原基质中。

图4-1-22　浅表肢端纤维黏液瘤病理表现

（四）诊断依据

1. 单发、无症状，位于甲下或甲周，可缓慢长大。

2. 长大的结节可以挤压骨、甲母质和甲床，形成假性杵状指。

3. 病理检查可明确诊断。

（五）鉴别诊断

1. 所有甲下软组织良性肿瘤可能产生和SFAM一样的结节表现，如甲下脂肪瘤（periungual lipoma），但非常少见。

2. 指尖部感染也可出现甲周肿胀，但一般伴有充血、发热等症状。

（六）治疗

肿瘤与周围组织分界非常清楚，手术完整剥离皮损通常并不困难。肿瘤有时可以和周围的组织互相融合，这提示手术时边界需要稍微扩宽（图4-1-23）。部分学者主张为了确保边界切净可以采用mohs手术。黏液瘤一般为良性，未见恶变和转移的报道。

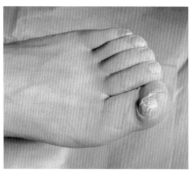

A.左踇趾甲板与侧甲皱襞间见一皮色结节，表面角化明显。患者无明显自觉症状。

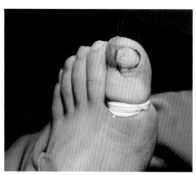

B.从结节边缘向下分离，瘤体与周围组织边界清楚。如果边界不清楚，应向外侧扩大切除范围。

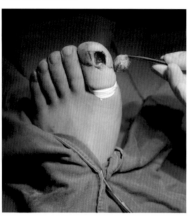

C.沿瘤体边界，小心分离并完整剥离瘤体。该患者趾骨被瘤体挤压变形。

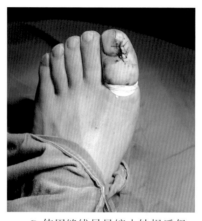

D.使用缝线尽量缩小缺损后仍无法完全闭合伤口时，残留缺损可二期愈合。

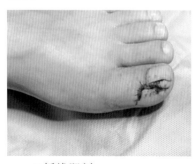

E.拆线即刻。

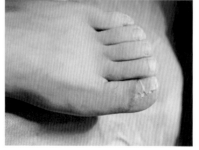

F.手术后3个月，新甲逐渐长出，甲外观未见明显影响。

图4-1-23　浅表肢端纤维黏液瘤手术治疗

七、假性黏液囊肿

假性黏液囊肿（myxoid pseudocysts，MPC）较常见，也被称为指背囊肿（dorsal finger cysts）、黏液囊肿（mucous cysts）或黏液样囊肿。女性发病率是男性的2倍。

（一）病因

MPC可能是退行性病变，几乎所有的病变均伴有退行性骨关节炎。MPC与关节腔联通，且病变都发生在远端指关节产生骨刺处。此处关节囊产生渗漏，导致关节液外流，形成囊肿样结构并且不断增大，所以MPC并不是真正意义上的囊肿。这种关节囊与MPC的连通在80%的患者中可以通过MRI发现。部分MPC与外伤有关。

（二）临床表现

MPC常表现为无症状皮下囊肿，略高于皮面，覆盖皮肤菲薄时，结节看似透明。其上皮肤破溃后可流出透明胶水样黏液，囊肿消失，一段时间后囊肿可再次出现。常见于指的近端甲皱襞，足趾发病较少。前三指发病多见，常单发，一人同时出现2~3个皮损偶见报道。根据MPC发生的部位可将MPC分为3型：

1．A型　最常见，病变发生在远端指关节和近端甲皱襞处，大小常不超过10 mm，无症状，质硬或柔软，囊肿可有波动感，呈圆顶状，表面光滑，其上皮肤较薄（图4-1-24）。

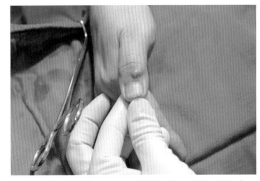

A.透明囊肿出现在远端关节与近端甲皱襞之间。壁薄，可见其内容物清亮。

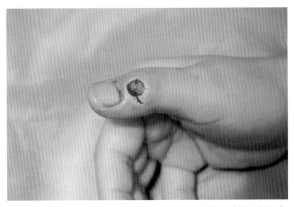

B.将囊肿完全切除，并将其基底与关节囊相连的窦口封闭，予以二期愈合即可。

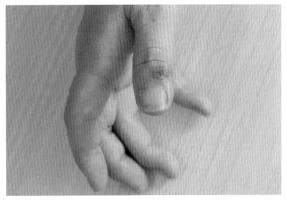

C.3个月后，二期愈合的创面情况良好，未见复发。

图 4-1-24　A型假性黏液囊肿

2．B型　MPC发生在近端甲皱襞，并向下压迫甲母质，使甲板出现纵行沟。纵行沟光滑平整，代表囊肿大小稳定；沟底高低不平，代表囊肿容量在发生变化（图4-1-25）。

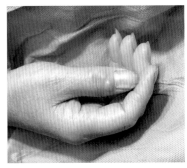

A.近端甲皱襞出现高于皮面囊肿，质软。向下压迫甲母质，使甲板出现纵行凹陷。

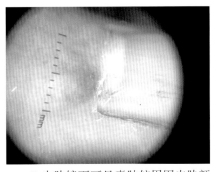

B.皮肤镜下可见囊肿较周围皮肤颜色浅，略偏紫青色。

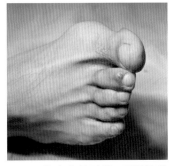

C.发生在足趾的B型假性黏液囊肿。

图 4-1-25　B型假性黏液囊肿

3. C型 较少见，指MPC长入甲板下，难以辨认。甲半月呈红色或蓝色。半数患者会出现甲裂或其他形式的甲毁损。部分患者还可以出现甲横向过度弯曲，形成钳状甲（图4-1-26）。

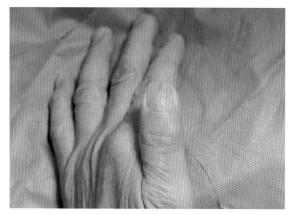

A.左手拇指甲下假性黏液囊肿，向上压迫甲母质、甲板，引起甲板脆裂变形。

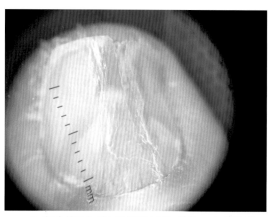

B.皮肤镜下可见甲板被压迫变薄，出现脆裂。甲板近端菲薄，可见其下扩张血管。

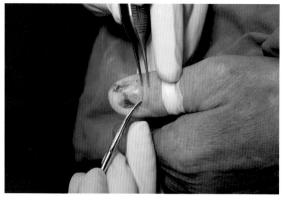

C.拔除甲板，可见囊肿位于甲母质以下，半透明，质软。

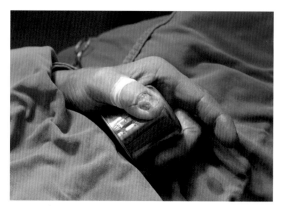

D.囊肿内容物为透明胶冻样。

图4-1-26 C型假性黏液囊肿

（三）病理表现

组织学上表现为假囊肿的特点，可见黏液瘤结构及成纤维细胞浸润。其中黏液瘤样成分为新鲜皮损表现，成熟皮损部分表现为囊肿。黏液瘤区域退化会形成多室的假囊肿表现，在囊肿内可见到胶冻状物质，透明质酸染色阳性（图4-1-27）。

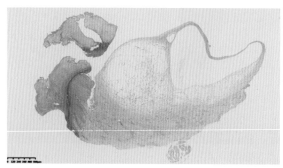

A.黏液样囊肿，囊肿无上皮性囊壁，由大量黏蛋白组成，含有成纤维细胞。

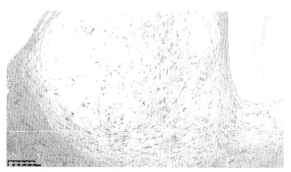

B.囊内可见成纤维细胞。

图4-1-27 假性黏液囊肿病理表现

（四）诊断依据

1. 大多数病例根据临床表现（甲单位尤其近端甲皱襞的圆顶状皮下肿物）就可得出诊断。

2. 囊肿表面破溃可流出透明、胶水质地内容液。

3. 可反复在同一部位发生。

4. 出现在近端甲皱襞可使甲板出现纵沟，出现在甲下的可破坏甲板。

（五）鉴别诊断

甲下种植性表皮囊肿：也可表现为甲周囊肿，一般有手术或外伤史，发生于原手术、外伤处。

（六）治疗

治疗方法多样，基本原则是通过刺激关节漏液出口处纤维组织增生，以封堵漏口。对老年或不愿手术的患者可使用注射器针头刺破囊壁，将囊液排出后，再使用辅料压迫包扎。对囊肿行冷冻治疗，治愈率＞50%，具体方法是冷冻30 s，融化4 min，两个冻融周期。用注射器刺破囊肿，放出囊液后，向囊腔内注射糖皮质激素或组织硬化剂0.1～0.2 mL也有一定疗效。

手外科治疗可将退行性变产生的骨刺去除，清除囊肿皮损，但大范围的手术治疗可能会影响术后的关节活动。临床常用的手术治疗是打开或剥离囊肿，找到囊肿与关节的连接处，可使用稀释后的亚甲蓝液从指关节掌侧面的裂隙注入关节腔，蓝色会指引MPC与关节囊的连接处。使用可吸收线结扎出口，造成局部炎症，纤维细胞增生，达到封闭出口的作用。皮肤的创面可以直接缝合、皮瓣修复或二期愈合（图4-1-28）。

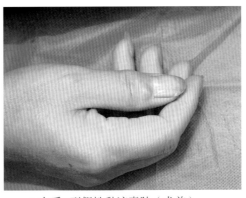

扫描封底勒口二维码可观看假性黏液囊肿去除术视频

A.右手B型假性黏液囊肿（术前）。

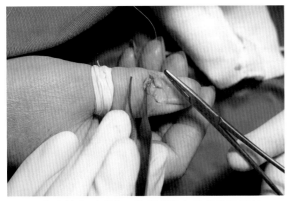

B.沿瘤体向下剥离，找到囊肿与关节的连接处。

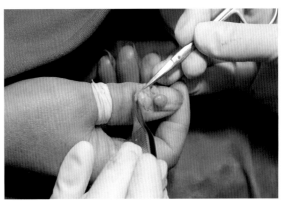

C.切除囊肿，探查囊肿与关节的连接口，无亚甲蓝液时，可活动挤压关节以观察关节滑液出口。

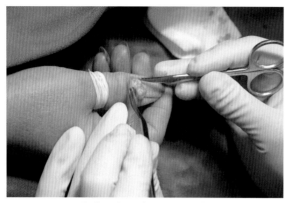

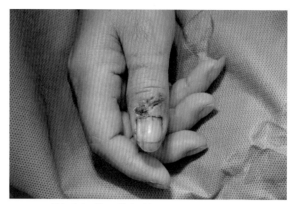

D.用可吸收线反复缝合出口处，使之在愈合过程中易于和周围组织粘连，从而封闭漏口。

E.可缝合部分，使用单股不可吸收线缝合，拆线时疼痛较少。无法一期缝合处，二期愈合也可取得良好愈后。

图4-1-28　假性黏液囊肿手术治疗

八、甲下外生骨疣和甲下骨软骨瘤

甲下外生骨疣（subungual exostosis）是一种增生性良性肿瘤，表现为松质骨外覆纤维软骨帽。有人认为甲下外生骨疣为甲下骨软骨瘤（subungual osteochondroma）的另一种类型，但由于甲下骨软骨瘤外覆的是透明软骨帽，且骨软骨瘤常有蒂，硬度更低，因此也有人倾向甲下外生骨疣是不同于骨软骨瘤的一类独立的肿瘤。甲下外生骨疣和甲下骨软骨瘤常发生于儿童和青少年，右足踇趾最常见，创伤是最常见的诱因。因为临床表现有相似之处，治疗方法基本相同，所以在此将两种肿瘤一起介绍。

（一）病因

多数学者认为甲下外生骨疣和甲下骨软骨瘤是反复轻微创伤后的反应性增生。部分患者有明确的外伤史（如运动损伤）。

（二）临床表现

甲下外生骨疣常表现为甲远端外侧面新生肿物，可将甲板抬起，掀开甲板后见瓷白色边界清楚的瘤体，质地较硬。甲下骨软骨瘤常有蒂，质地更软，手术时更易去除。部分瘤体表面角化过度，去除表面角化物质后，可见瓷白色瘤体（图4-1-29）。X线、彩超可见骨性新生物，可辅助诊断。

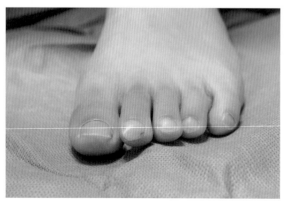

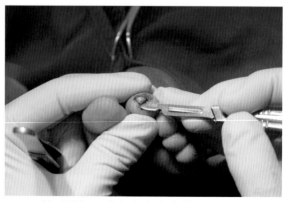

A.左足第2趾见远端甲板向下卷曲，为甲下外生骨疣或甲下骨软骨瘤常见的甲板表现。

B.揭开甲板，分离瓷白色瘤体，表面软骨样结节，其基底有蒂。病理证实为甲下骨软骨瘤。

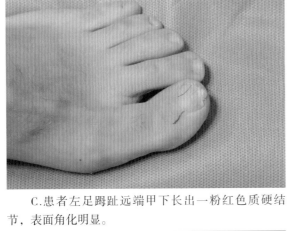

C.患者左足姆趾远端甲下长出一粉红色质硬结节，表面角化明显。

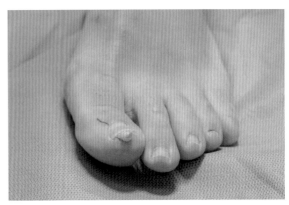

D.横截面可见瘤体向外膨出，与周围组织分界清楚。

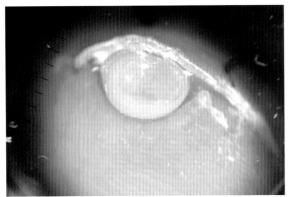

E.皮肤镜下见瘤体有扩张血管，与周围组织分界清楚。

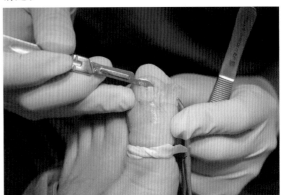

F.掀开甲板，剥离周围纤维组织，可见一质硬骨样组织，基底部与远端趾骨背侧广泛连接，病理证实为甲下外生骨疣。

图4-1-29 甲下外生骨疣与甲下骨软骨瘤临床表现

（三）病理表现

病理可见纤维帽或软骨帽覆盖的新生骨结构（图4-1-30）。

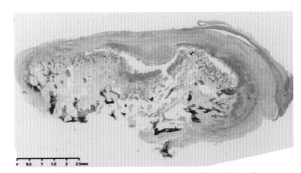

A.甲下骨软骨瘤由骨组织和透明软骨帽组成。

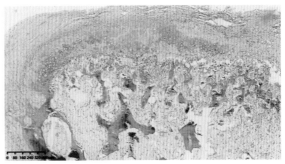

B.可见到骨小梁结构。

图4-1-30 甲下骨软骨瘤病理表现

（四）诊断标准

1. 青年患者，常常爱好体育活动，部分有明确外伤史。

2. 甲板被瓷白色瘤体掀起，甲板变形，甲分离，瘤体较硬。

3. X线、彩超可以观察到骨性增生物。

（五）鉴别诊断

1. 甲下化脓性肉芽肿　质地较软，常有渗出。有外伤或慢性炎症史。

2. 甲下鳞状细胞癌　鳞状细胞癌可形成结节，顶起甲板，但常常伴有渗出、溃疡。X线、彩超、活检可以明确诊断。

3. 甲下外生骨疣和甲下骨软骨瘤鉴别见表4-1-1。

表4-1-1　甲下外生骨疣和甲下骨软骨瘤的鉴别

	甲下外生骨疣	甲下骨软骨瘤
病因	创伤特别是反复的轻微创伤，感染	先天性，创伤
发病	青少年	10～25岁
性别（男：女）	1：2	2：1
部位	末端趾骨的远端	骨骺
生长速度	中等	慢
X线片特点	底部宽，有骨小梁，远端密度高	有蒂，瘤体呈伞形，射线可透过透明软骨帽
生长方向	远离骨面方向	远离趾间关节方向
组织学	松质骨上有纤维软骨帽	骨上有透明软骨帽
恶变率	单发者未有恶变报道，3%～5%遗传性多发病例发生恶变	1%
治疗	完整切除	完整切除

（六）治疗

手术治疗：切开甲床后，充分暴露肿瘤，在肿瘤的基底部用咬骨钳或止血钳咬除肿瘤，创面可二期愈合（图4-1-31）。部分学者提倡尽量保留甲床，去除肿瘤后，甲床回植。

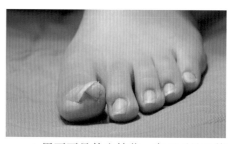

A.甲下可见外生结节，表面可见血管扩张。结节将甲板顶起。

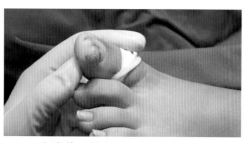

B.去除其上甲板后，可见球形结节，质硬，表面呈瓷白色软骨样。

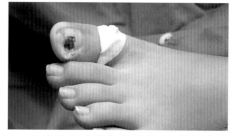

C.充分剥离瘤体至基底处，使用咬骨钳或血管钳将瘤体从基底剪断，瘤体与正常骨面交界处常残留病变组织，需咬除干净。病变组织一般较正常骨组织疏松，较易分辨。二期愈合常能获得较好的预后。

扫描封底勒口二维码可观看甲下外生骨疣手术视频

图4-1-31　甲下外生骨疣手术治疗

九、化脓性肉芽肿

化脓性肉芽肿（pyogenic granuloma，PG）是一种良性的获得性分叶状血管瘤，常常累及甲周组织和甲床。

（一）病因

引起指（趾）甲化脓性肉芽肿的原因很多，最常见的是机械性创伤和药物。

（二）临床表现

甲单位快速生长的易破溃出血的结节。化脓性肉芽肿出现在甲板下时可出现甲分离并伴有甲下渗出。多种临床表现见图4-1-32。

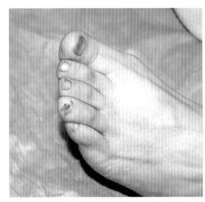

A.左足第4趾甲下反复渗液，无明显自觉症状。剪去甲板远端，可见红色化脓性肉芽肿组织。

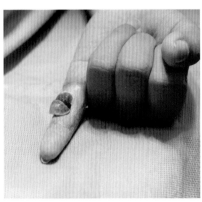

B.患者左手小指腹侧外伤后形成红色肉芽肿伴渗液，轻碰后可流血。

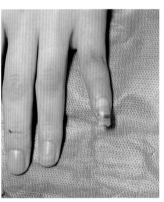

C.患者小指甲下渗液，之后结痂。

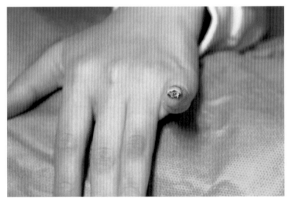

D.横截面可见甲下结痂。

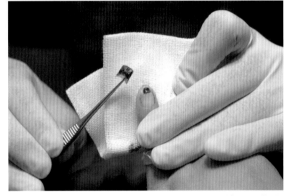

E.取下远端甲板及其下痂壳，暴露出其下红色化脓性肉芽肿。

图4-1-32　化脓性肉芽肿的多种临床表现

多个指甲特别是趾甲同时发生的化脓性肉芽肿，常由药物引起，如维A酸类药物、表皮生长因子受体抑制剂和卡培他滨。常见于侧面和近端甲皱襞，偶见于甲床，出现时常和服用药物时间一致。与近端甲沟炎相关的化脓性肉芽肿，可伴发甲近端甲皱襞红肿，特别是女性常见，同时可出现指甲生长暂停和疼痛。

（三）病理表现

分叶状血管瘤表现，可伴各种炎症细胞浸润（图4-1-33）。

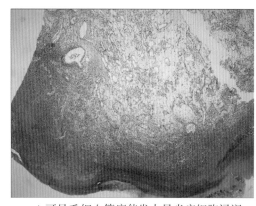

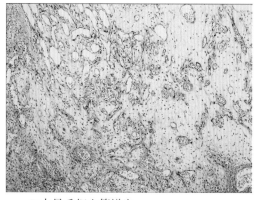

A.可见毛细血管瘤伴发大量炎症细胞浸润。　　　　B.大量毛细血管增生。

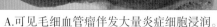

图4-1-33　化脓性肉芽肿病理表现

（四）诊断依据

1. 外伤后新生湿润红色或淡红色结节。

2. 轻碰可出血，易反复发生。

3. 病理检查可明确诊断。

（五）鉴别诊断

甲床化脓性肉芽肿需要与甲床鳞状细胞癌及无色素黑色素瘤区别，这些疾病都可以有外伤史，但因为急性创伤，发病快的皮损更倾向于化脓性肉芽肿。部分作者认为化脓性肉芽肿常与肉芽组织增生相混淆。药物和嵌甲引起的皮损应为肉芽组织而不是化脓性肉芽肿。肉芽组织增生的病理可表现为大量血管增生，广泛炎症细胞浸润，而非化脓性肉芽肿的典型血管瘤样表现。

（六）治疗

最常用的治疗方法是从基底部切除化脓性肉芽肿后，创面二期愈合。电凝烧灼虽然可以减少出血，但更易引起甲床瘢痕的形成，进而导致甲分离、甲板变形等，因此甲床及甲母质手术较少使用电凝（图4-1-34）。

其他治疗方法如冷冻、皮损内注射糖皮质激素、溴莫尼定或噻吗洛尔溶液湿敷（图4-1-35）都有一定治疗效果。

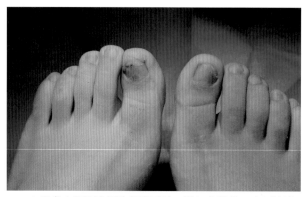

A.患者左踇趾甲板游离缘可见一粉红色结节，表面渗液。

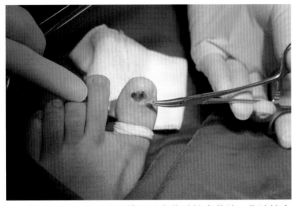

B.掀开甲板后，可见其下甲床化脓性肉芽肿。化脓性肉芽肿通常比较浅表，可以使用手术刀薄层切削。激光和电凝在甲床上容易留下瘢痕，一般不建议使用。

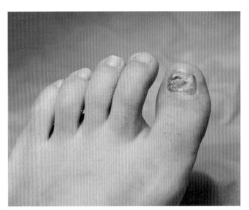

C.二期愈合后3个月，甲板逐渐长出。

图4-1-34 化脓性肉芽肿手术治疗

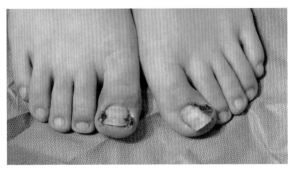

A.双姆趾嵌甲，渗液，侧面甲皱襞增生。出现肉芽组织，上有痂壳。

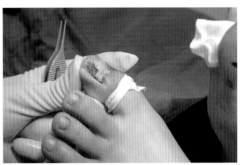

B.治疗嵌甲时，切除部分侧面甲皱襞，打开甲板，可看到甲床上肉芽组织。

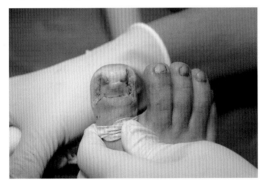

C.治疗时需将肉芽组织完全切除。

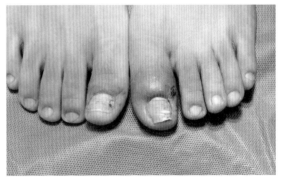

D.该例患者在嵌甲治疗后，左足姆趾切口感染，术后20天形成化脓性肉芽肿。

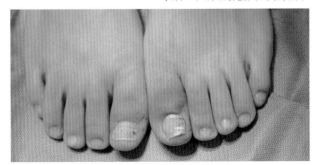

E.患者拒绝手术治疗。使用溴莫尼定溶液湿敷，每天2次，每次20 min，10天后化脓性肉芽肿消失。

图4-1-35 溴莫尼定溶液治疗化脓性肉芽肿

十、良性纵行黑甲

良性纵行黑甲（longitudinal melanonychia，LM）指甲母质色素细胞激活或增生造成甲板形成褐色或黑色的条带，皮肤镜下可以观察到甲板有规则、平行的纵行条纹，主要见于甲母痣、甲雀斑样痣、甲下色素细胞活化，而后两者常被合称为甲黑斑。

（一）病因

甲母质色素细胞含有的黑素前体（premelanosomes）和黑素体Ⅰ、Ⅱ都是非成熟的黑素体，因此此处黑素细胞均处于休眠状态。良性纵行黑甲产生的原因是甲板上色素的沉积增多。其来源可以是正常时不产生色素的甲母质黑色素细胞被激活，开始产生色素（甲下色素细胞活化），也可以是痣细胞散在增多（甲雀斑样痣），或者痣细胞成巢增生（甲母痣）。

（二）临床表现

儿童纵行黑甲多为甲母痣，成年人纵行黑甲则以甲下色素细胞活化多见。色素细胞活化常表现为灰色的纵行条纹，长期微小创伤、摩擦等易引起甲周炎症的行为都可以导致色素细胞活化。甲雀斑样痣表现为褐色纵行条纹。甲母痣形成的纵行黑甲颜色可以从褐色到黑色（图4-1-36）。

甲黑线的宽度基本对应了甲母质处病灶的宽度，但甲板不断向外生长时病灶有可能还未合成足够的色素使甲板产生相应宽度黑甲，所以术中需考虑甲母质色素灶应大于或等于甲黑线宽度，尤其是近端宽、远端窄的甲黑线，表明甲母质处色素灶扩大迅速，除了细胞增生有可能活跃外，色素细胞范围有可能明显宽于甲黑线近端的宽度，如忽略这一点，手术去除色素灶时很可能切除不彻底，造成复发。

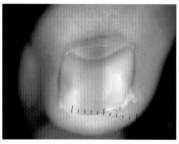

A.色素细胞活化，皮肤镜下可见浅灰色纵行黑甲。

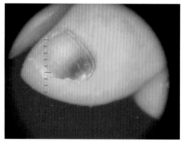

B.足第4、第5趾外侧常和鞋内壁摩擦，引起甲下色素细胞活化，病理检查常无增生的色素细胞。

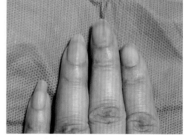

C.中指甲下雀斑样痣，呈淡褐色，颜色均匀。

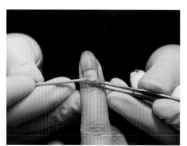

D.掀开近端甲板，甲母质上色素病灶不明显。病理证实为雀斑样痣。

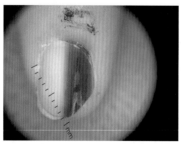

E.该甲母痣的纵行条带呈深褐色，颜色均匀，甲板表面可见层裂。

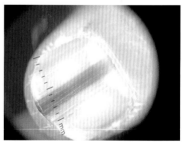

F.该例甲黑线灰褐色，肉眼无法判断为甲母痣或雀斑样痣，需病理明确诊断。

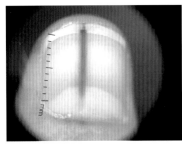

G.均匀深黑色纵线提示甲母痣可能性大，本例患者可见黑线起源于远端甲母质（甲半月）。术中不伤及近端甲母质，可保持再生甲板的完整性。

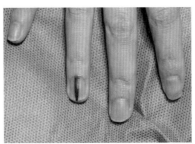

H.甲母痣呈黑色条带，近端较远端宽，提示甲母痣近期宽度有明显的扩大。

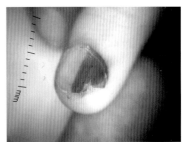

I.该纵行黑甲呈褐色，色变甲板变脆，易层裂，散在色素团块。儿童甲母痣常见，成年人甲纵行黑线伴发色素团块需排除黑色素瘤。

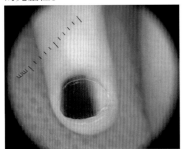

J.该纵行黑甲＞1/2甲板宽度。甲小皮看似黑变，实为透过薄的甲小皮看到下方黑甲，即假性哈钦森征，常见于儿童纵行黑甲。

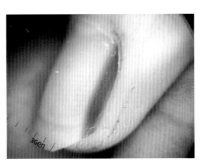

K.褐色纵行条带，颜色均匀伴色素团块。甲小皮可见色素沉着。病理结果为甲母痣。

图4-1-36　纵行黑甲的各种表现

色素在甲板中的层次，提示了病灶在甲母质所处的位置。近端甲母质产生背侧的甲板，远端甲母质产生腹侧的甲板，因此观察远端游离缘（用皮肤镜更利于观察）时，如果黑色存在于上层甲板，则甲的色素灶应存在于近端甲母质，而黑色存在下层甲板时，则病灶可能存在于远端甲母质（图4-1-37）。

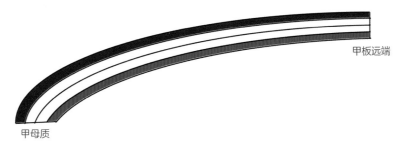

甲板远端

甲母质

远端甲母质（蓝色部分）合成甲板下层，近端甲母质（红色部分）合成甲板表层部分，所以近端甲母质的病灶产生的色素多位于甲板表层，远端甲母质病灶产生的色素位于甲板下层。

图4-1-37　不同部位甲母质产生不同层次的甲板

甲黑线的位置、宽度和在甲板的层次，分别提示病灶在甲母质的左右位置、宽度和在甲母质的前后位置，帮助医生选择正确的术式。部分患者，尤其儿童可出现纵行黑甲颜色较深，使得半透明的甲小皮呈黑色，即假性哈钦森征（pseudo-Hutchinson's sign）。向后推甲小皮或者掀起甲小皮，即可明确甲小皮是否真正黑变，可区别于哈钦森征。

（三）病理表现

色素细胞活化主要表现为色素细胞活性增加，可伴个别色素细胞增加。雀斑样痣可见色素细胞活性显著增加，有时伴表皮增生，色素细胞明显增生，但不成巢。甲母痣则可以看到色素细胞良性的增生，并至少可发现一个细胞巢（图4-1-38）。

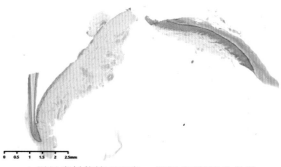

A.甲母痣低倍镜下观察，基底层可见黑色条带。

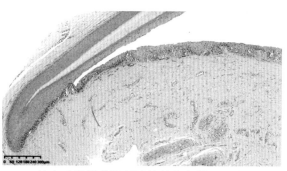

B.放大后见低倍镜所见的黑色条带，为位于表皮与真皮交界处的痣细胞，故称为交界痣。

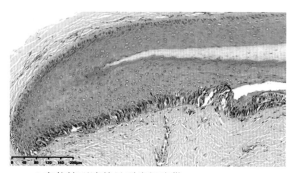

C.高倍镜下清楚见到痣细胞巢。

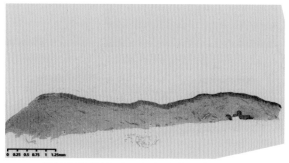

D.甲黑斑低倍镜下，表皮基底层未见明显痣细胞团块。

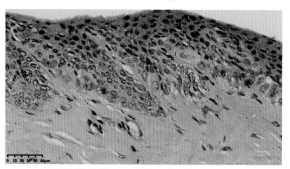

E.甲黑斑高倍镜下见甲母质上皮色素增加，真皮内噬色素细胞及色素颗粒。无成巢痣细胞，为甲黑斑与甲母痣的区别点。

图4-1-38　良性纵行黑甲的病理表现

（四）诊断标准

1．灰色、褐色、黑色条带甚至全黑甲，色素沉着位于甲板，部分可见色素颗粒。

2．皮肤镜观察对纵行黑甲诊断有意义。镜下灰色背景常提示甲母质色素细胞活化，棕色背景则提示色素细胞增生可能性更大。

3. 组织病理检查是诊断纵行黑甲的金标准。

（五）鉴别诊断

1. 甲黑色素瘤　黑色条带宽常大于5 mm，色素条带不规则，哈钦森征阳性，平行嵴模式的色素沉着，组织病理检查可帮助诊断。活检时提倡色素病灶全切送检。

2. 鲍温病　部分甲下鲍温病可呈纵行黑甲样，甲板游离缘可见甲下角化物，色素可能不在甲板内。

（六）治疗

1. 儿童纵行黑甲多为甲母痣，一般可定期随访观察，部分病例可自行消退，但进展较快的病灶可手术治疗。成年人纵行黑甲以色素细胞活化为主，确诊需依据手术切除后的病理结果。中老年新生单发甲黑线建议切除后活检。

2. 手术切除时需向边缘扩大1～2 mm以确保切除干净。当纵行缺损（类似于梭形切除后）较窄，可使用可吸收线直接缝合甲母质及甲床，尽量回植甲板（图4-1-39）。

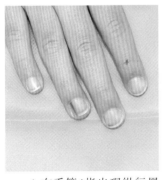
A.右手第4指出现纵行黑线，颜色较深，甲母痣可能性大。

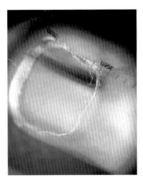
B.皮肤镜下可见近端色素宽于远端，提示甲母质病灶进展增生活跃，手术时边界注意切净。

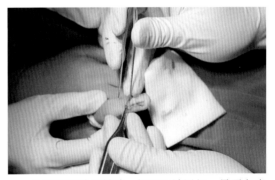
C.翻开近端甲皱襞，掀开近端甲板，暴露色素皮损。

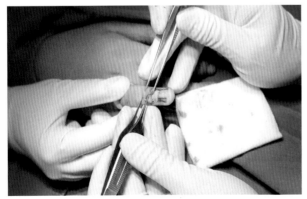
D.将皮损切除后，使用可吸收线缝合创面。避免用力打结造成缝线切割创缘。

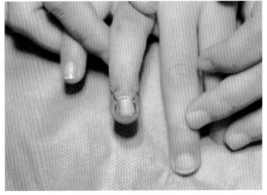
E.回植近端甲板和近端甲皱襞，并缝合近端甲皱襞切口。

图4-1-39　切除缝合法

当缺损＞3 mm，直接缝合不能很好闭合时，可以在骨平面上游离两侧创缘，增加甲床的可移动度。如移动度不够，可以使用双侧蒂皮瓣和A-T皮瓣闭合甲床创面（图4-1-40）。

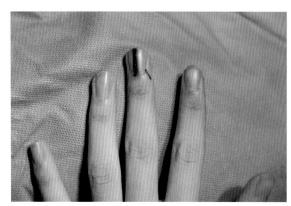

A.左手第3指出现4 mm深褐色纵行黑甲。

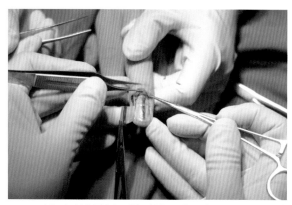

B.掀开近端甲板，暴露甲母质上病灶。发现远端甲板下也存在色素皮损，遂掀开远端甲板，暴露全部色素皮损。色素皮损贯穿整个甲床，无法判断哪部分为色素来源，行全切。

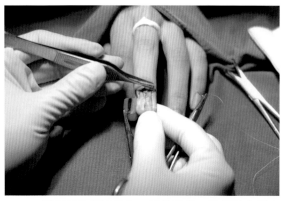

C.创面无法直接缝合，遂将甲床、甲母质在骨水平面上分离，形成双侧推进皮瓣。必要时可对甲母质近端横向切开，形成A-T皮瓣。

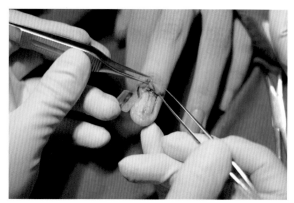

D.自远端向近端缝合，如无法全部闭合，不可用力拉拢打结，以免造成缝线对甲母质和甲床的切割。

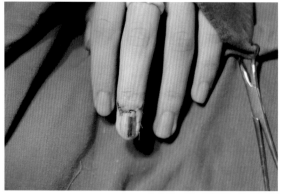

E.回植甲板，缝合近端甲皱襞。

图4-1-40　皮瓣修复甲床创面

对过宽的病灶可行薄层切削法，但切削厚度尚无定论。文献报道切削厚度约0.3 mm即真皮浅层为佳，但操作困难，并有较高的复发率（70%）。增加切削的深度，达到真皮与皮下组织的交界处可使复发率大大降低，但甲畸形出现的概率上升（图4-1-41）。

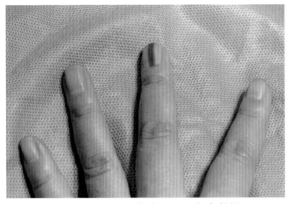

A.左手中指纵行黑甲宽约4 mm，颜色较深。

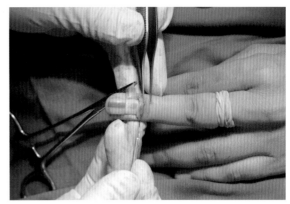

B.切开近端甲皱襞，部分掀起近端甲板，暴露色素皮损。

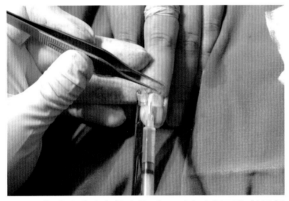

C.在需要明确皮损边缘时，可在皮损下注射局部麻醉药物，使甲床水肿、变白，可以使色素皮损边缘与周围正常组织对比更明显，水肿的组织也更容易进行切削。

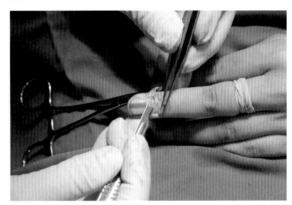

D.先用刀划出切削范围，再行薄层切削。

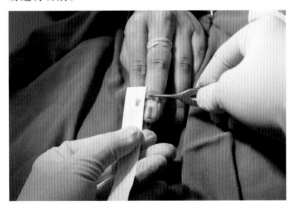

E.切削得到皮损标本和创面。切削后创面一般会被周围组织牵拉而扩大。

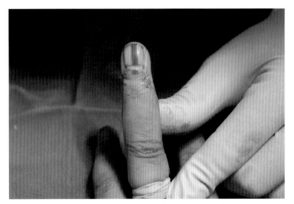

F.将近端甲板回植，并缝合近端甲皱襞。

图4-1-41　切削法去除纵行甲黑线

当甲黑线位于甲板两侧边缘时，病灶常常累及周围甲皱襞腹侧，所以手术治疗时应将甲母质和甲皱襞腹侧病灶一起扩大切除，以免复发（图4-1-42）。

扫描封底勒口二维码可
观看甲黑线切削手术视频

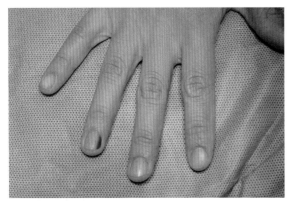

A.患者右手第4指甲板侧缘纵行黑线。

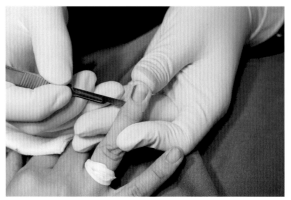

B.按甲黑线宽度直接纵行切除甲黑线的方法并不可取，因为该处的纵行黑甲可能来源于甲母质和侧面甲皱襞的反折处。如不在直视下明确皮损范围予以完全切除，则无法保证清除色素病灶。

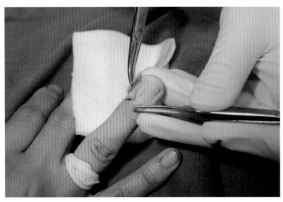

C.纵行部分拔甲，暴露甲袋最近端和最外侧甲母质，明确色素皮损边缘。

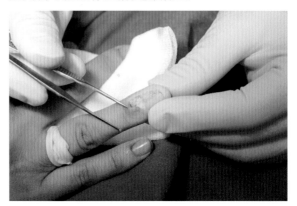

D.完全切除色素皮损，前方无病变的甲板不予损伤。

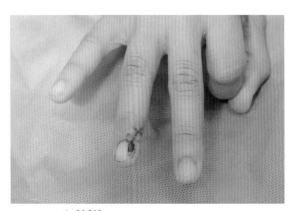

E. 14天后拆线。

图4-1-42　纵行甲黑线在侧面甲皱襞的切除方法

　　治疗甲黑线的4种方法：①直接切除缝合法：适用于宽度＜3 mm的病灶，手术时间短（15 min左右），急性炎症渗出时间短，愈合较快。甲板畸形发生率为28.38%，复发率为2.70%。②皮瓣缝合法：接受皮瓣术式的病灶未见复发但畸形发生率较高，且手术时间较长（30 min）。③薄层切削法：使用范围广，操作时间不长（20 min），但甲板畸形发生率（42.42%）较高。对不能直接缝合的病灶薄层切削甲母质及甲床后回植甲板的术式效果较佳，术后患者痛苦轻，换药次数少，恢复时间快，部分患者能再长出较完整的甲板。④侧面甲皱襞及甲母质切除法：手术时间较长（30 min）但外观畸形发生较少，仅适用于病灶靠近侧面甲皱襞的患者。4种手术方法的效果比较见表4-1-2。所以，病灶位于甲母质的相对远端，宽度<3 mm，切除后可直接缝合创缘者，术后甲板外观恢复情况最好。

表4-1-2　4种手术方法的效果比较

	直接切除缝合法	皮瓣缝合法	薄层切削法	侧面甲皱襞及甲母质切除法
适用范围	色素灶宽度<3 mm	色素灶宽度3~5 mm	色素灶宽度>5 mm	色素灶邻近侧面甲皱襞
手术时间/min	15	30	20	30
红肿渗出时间/d	3	7	7	3
拆线时间/d	7	10	10	7
外观畸形发生率	28.38%（21/74）	55.56%（5/9）	42.42%（14/33）	5.13%（2/39）
复发率	2.70%（2/74）	–（0/9）	33.33%（11/33）	15.38%（6/39）
患者满意度	高	中	中	高

环钻法，也可用于甲黑线的取材和治疗，但前提是色素灶宽度<3 mm且不成长条状，这限制了该方法的应用。另外，在不能保证完全暴露病灶的前提下，隔着甲板对色素病灶进行环钻，很难保证完整切取病灶，可造成复发。

还有一种方法是将甲黑线的边缘扩大1~2 mm，全层切下甲皱襞、甲板等骨以上组织，直接缝合全层创缘。其优点是，病理切片包含完整的甲单位结构；但缺点也很明显，在没有掀开甲板暴露病灶的情况下手术有遗留病变的可能，另外还易出现甲板毁损（如甲裂）。

十一、甲母质瘤

甲母质瘤（onychomatricoma，OM）是一种少见良性肿瘤。肿瘤由甲母质伸出的指状纤维上皮突起产生，这些突起有异常的成甲作用，造成甲板增厚甚至厚甲症。由于常表现为增厚的白色或黄色纵线，又被称为"厚白甲"。

（一）病因

病因不明。

（二）临床表现

甲母质瘤生长缓慢，无自觉症状，大部分患者在疾病发生后多年才到医院就诊。75%发生于指甲，其中2/3发生于中指。以下临床表现有诊断意义或高度怀疑该病：

1. 甲板不同宽度增厚，与正常粉红色甲板界限清楚。

2. 受累甲板纵向和横向曲度增加。

3. 受累甲板表现为增厚的白甲。

4. 甲板出现纵脊，可非常突出。

5. 裂片状出血，常出现在近端。

6. 增厚甲板横切面有蜂巢状空洞。

（三）病理表现

甲母质瘤的特点为远端指伸入近端甲板的多个洞内，导致增厚的漏斗状甲板。这种纤维上皮肿瘤具有"海葵"的结构模式，肿瘤近端和远端的病理特征完全不同。远端带特点为多个"手套指"乳头突出物被覆甲母质样上皮，无颗粒层，整个嗜酸性角质生成带角化。近端带，对应结构为蒂，横切面为圆顶状，衬以乳头瘤样甲母质样上皮，呈垂直走向向深部内陷入基质中。这些内陷包绕空腔呈特征性的"V"形结构。识别带有"V"形凹陷的甲母质样上皮是诊断甲母质瘤的关键，特别是在送检标本为小碎片或不完全切除时，缺乏手套指样乳头突出物的情况下。间质成分中度到高度细胞化，由CD34阳性成纤维细胞组成，伴有杂乱排列、数目增多的肥大细胞，可出现具有形态怪异的深染细胞和多形性胞核及多核巨细胞。甲母质胶原化或黏液化。病变深部，基质常少细胞，胶原束粗大，沿相同的水平轴走向。

（四）诊断依据

典型临床表现和上述病理表现。

（五）鉴别诊断

甲细胞母质瘤（onychocytic matricoma，OCM）名字与甲母质瘤极相似，需要鉴别。OCM是甲母质来源的少见良性肿瘤，主要表现为纵行黑甲，与其他纵行黑甲的鉴别需要借助病理检查。OCM较甲母痣等色素性疾病、纵行病变的甲板有增厚，所以又被称为厚黑甲。

（六）治疗

手术治疗为唯一治疗方法。

第二节 | 恶性甲肿瘤

一、甲下黑色素瘤

甲下黑色素瘤（subungual melanoma）在高加索人种中占所有黑色素瘤的0.7%～3.5%，在东亚人中，这一比例则为17%～23%。甲下黑色素瘤可在任何年龄发病，但儿童发病极少。拇指（趾）最常累及，常有外伤史，但外伤和黑色素瘤的确切关系尚不明确。甲母质或甲床的黑色素细胞正常情况下不产生色素，该部位来源的甲下黑色素瘤25%为无色素黑色素瘤。来源于甲母质的黑色素瘤主要表现为纵行黑甲，与良性纵行黑甲常常无法肉眼鉴别。哈钦森征（图4-2-1）指色素向甲周组织扩散，是甲下黑色素瘤的临床特点之一。

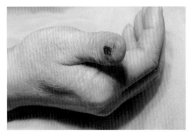 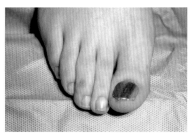 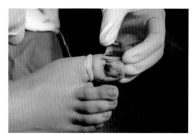

A.患者甲黑线远端，可见甲下皮及远端皮肤出现色素皮损。 B.甲黑线远端皮肤可见黑色素皮损。 C.拔甲可见甲床及甲母质颜色深黑，分布不均，远端甲下皮及其远端皮肤出现色素沉积。

图4-2-1　哈钦森征的不同表现

（一）病因

外伤是否为甲下黑色素瘤的诱因尚有争议，但确有不少病例发病前都有外伤史。有可能是因为外伤才使患者注意到本已经发病的区域。

（二）临床表现

中老年患者单指（趾）甲板出现不规则纵行黑甲，黑甲中可见色素团块。变化较快，颜色深，部分患者色素扩展到周围组织。来源甲床的黑色素瘤主要表现为无色素的甲下结节，与化脓性肉芽肿类似，伴甲分离。肿瘤生长时可见溃疡形成和出血（图4-2-2）。

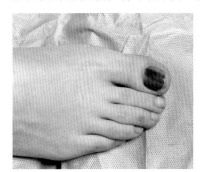 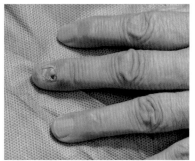 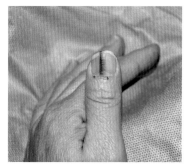

A.全甲板变黑，颜色不均匀，远端可见哈钦森征阳性。 B.未见黑甲，甲板脱失，甲下可见增生物。 C.老年患者甲黑线，颜色不均匀，从外观上难以与甲母痣分辨，需要病理检查确诊。

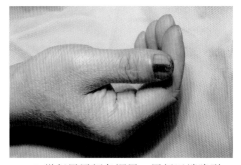 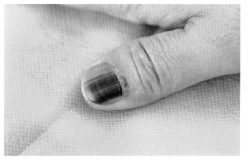

D.纵行黑甲颜色深黑，甲板远端脆裂，远端皮肤哈钦森征阳性。 E.患者全甲纵行黑甲，颜色不均匀，近端甲皱襞哈钦森征阳性。

图4-2-2　甲下黑色素瘤的各种临床表现

（三）病理表现

原位黑色素瘤通常发生于甲母质，由此延伸至近端甲皱褶腹侧或甲床，其特征为基底层黑色素细胞增多。由于甲母质黑色素细胞的分布，甲黑色素瘤亦可发生于基底层上方黑色素细胞，异形黑色素细胞主要在甲母质上皮的下1/3处，基底层细胞反而很少受累。原位黑色素瘤中，多数视野可见单个黑色素细胞，但也有成巢现象出现。核异形性明显，呈Paget样播散。在早期病变，异形性及Paget样播散常为灶性和中度。在进展期病变，可见单个细胞融合，核异形性更明显，大量Paget样播散。多数病例诊断为肢端雀斑样黑色素瘤，显微镜下表皮突延长通常没有掌跖部位病变中的那么明显。黑色素细胞呈梭形或上皮样，一些细胞有长长的色素性树突。侵袭性黑色素瘤特点为异形黑色素细胞浸润到真皮内（图4-2-3）。

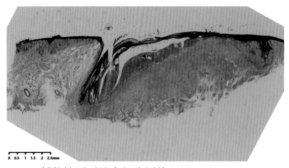

A.低倍镜下可见瘤细胞团块。

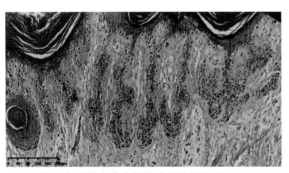

B.沿基底层散在分布的肿瘤细胞随处可见。

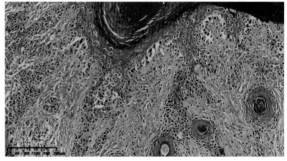

C.大量Paget样分布的肿瘤细胞。

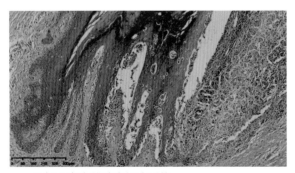

D.侵入真皮的肿瘤细胞团块。

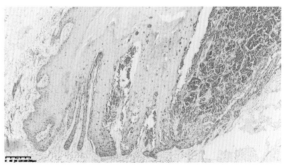

E.免疫组织化学示肿瘤细胞S100染色阳性。

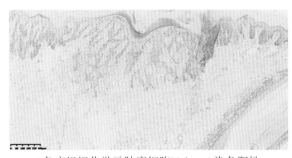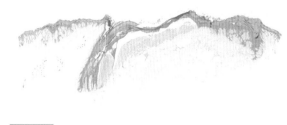

F.免疫组织化学示肿瘤细胞Melan-A染色阳性。　　　G.免疫组织化学示肿瘤细胞PCK染色阴性。

图4-2-3　甲下黑色素瘤病理表现

（四）诊断标准

1. 病理组织学检查是金标准。取活检时提倡将色素皮损全切后送病检，避免取材时组织选择不当造成误诊，同时需要经验丰富的病理医生阅片。

2. 甲下黑色素瘤的ABCDEF原则

A.（Age）：50～70岁为发病高峰期。

B.（Band）：条带黑色到褐色，宽度>3 mm，边界不清楚。

C.（Change）：条带变宽、变黑。

D.（Digit）：优势手拇指/脚踇趾最易受累，单指/趾常见。

E.（Extension）：色素扩展到周围组织（哈钦森征阳性）。

F.（Family）：有家族史或个人曾患黑色素瘤病史。

（五）鉴别诊断

1.良性甲黑线　见良性甲黑线部分。

2.化脓性肉芽肿　无色素性甲下黑色素瘤常表现为化脓性肉芽肿样，常经久不愈，难以解释。化脓性肉芽肿常有外伤史、慢性炎症史。

3.甲下出血　甲下出血呈斑片状，不成纵行条带。颜色为紫红色或黑色斑片，边缘为紫红色。斑片可能随指甲生长向前移动。皮肤镜下两者区别更明显。

（六）治疗

1. 按黑色素瘤治疗指南，依据活检肿瘤浸及的最大深度（Breslow深度）治疗（但新的研究也提示Breslow深度对治疗的指导作用有限）。有部分医生建议使用Moh's显微描迹手术治疗原位黑色素瘤，95%的原发患者避免了截指。更常用的治疗方法是扩大切除或截指，同时采用或不采用前哨淋巴结活检。

部分医生认为甲下黑色素瘤来源于甲母质，原位黑色素瘤没有转移，可以仅扩大切除而不截指，扩大切除二期愈合和植皮后，45个月随访未见复发（图4-2-4）。扩大切除的范围按美国皮肤科学会（American Academy of Dermatology）标准，如肿瘤为原位瘤，切除范围为0.5～1.0 cm。切除范围扩大，未见生存率增加。对侵袭性甲下黑色素瘤，采用远端指（趾）骨截除。术后可加干扰素治疗，可参照黑色素瘤治疗指南。

2. 生物制剂一般针对部分晚期患者有效，但我国目前临床应用有限。

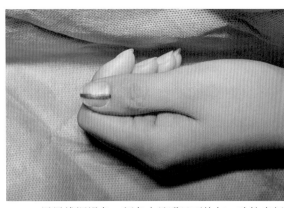

A.甲黑线深褐色，颜色未见明显不均匀，哈钦森征阳性。

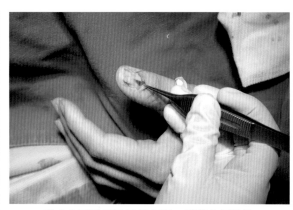

B.手术中可见界限清楚色斑，予以全切活检。

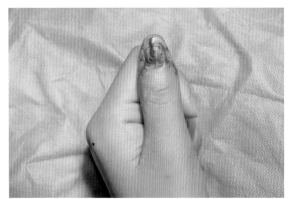

C.甲板回植，14天拆线。病理结果示原位黑色素瘤。

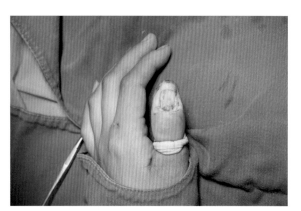

D.按原位癌治疗切除范围扩大0.5~1.0 cm，深度达骨面。予以二期愈合。

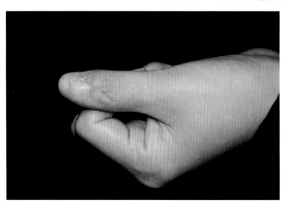

E.3个月后创面恢复，1年未见复发。

图4-2-4　原位黑色素瘤治疗

二、甲下鲍温病与甲下鳞状细胞癌

甲下鲍温病（Bowen disease）即原位鳞状细胞癌。甲下鲍温病与鳞状细胞癌（squamous cell carcinoma，SCC）在甲病教科书中常合为一节，原因是原位癌的侵袭性很难明确，即使活检为鲍温病，也不能排除未活检的皮损其他部分存在侵袭性癌的可能性。鳞状细胞癌是甲单位最常见的恶性肿瘤之一，可能与HPV感染有关。鲍温病和鳞状细胞癌皆可表现为甲分离甚至甲脱落、甲床角化过度和溃疡伴渗出。鲍温病还可以表现为纵行红甲和纵行黑甲，通常无疼痛，但也可以产生局部疼痛，如手指敲键盘时。溃疡的存在提示癌向侵袭性发展，鳞状细胞癌骨累及少于20%，转移较少见。

（一）病因

甲下鳞状细胞癌常在甲床单指（趾）发病。甲周、甲下疣中，HPV16，18，52，58和73基因型引起者可能引起甲下鲍温病或鳞状细胞癌，尤其是HPV16所致者比例较高。放射线和慢性创伤也可引起。

（二）临床表现

手指比足趾更易受累。肿瘤生长缓慢，症状从发病到诊断可以持续几个月到几十年。新生物一般从甲皱襞或者甲沟开始，甲下发病者也不少见。甲周受累的皮肤可出现角化过度、乳头瘤样、纤维角化瘤样的改变，这些改变也可以出现在甲下。病变可出现糜烂、脱屑、甲周皲裂。肿瘤在较深层增殖可引起组织肿胀，伴发感染可引起甲周组织红肿。侧甲沟可以出现皲裂和溃疡形成，有时可出现肉芽样组织，上面覆有痂壳。甲床容易受累，最常见的临床表现是甲下角化过度、甲分离、分泌物和甲板的毁损。当肿瘤浸润至甲母质时有可能会出现甲板完全消失（图4-2-5）。

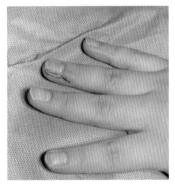 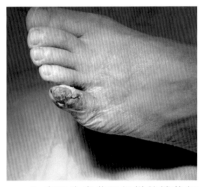 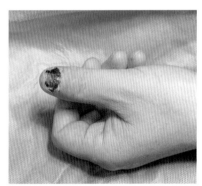

A.表现为甲黑线的鲍温病，周围画线处为设计手术切口。　　B.表现为肉芽组织样的鳞状细胞癌。　　C.表现为甲板脱失、甲板糜烂的鳞状细胞癌。

图4-2-5　甲下鲍温病和鳞状细胞癌的各种临床表现

（三）病理表现

甲下鲍温病的组织病理表现与皮肤鲍温病相同。病理改变常常超出临床累及区域，活检标本边缘常受累，镜下见表皮不规则增厚，排列紊乱，角化不良细胞、异形角质形成细胞具有大而不规则的细胞核，可见坏死角质形成细胞及散在核分裂象。病理诊断通常容易，但早期病变仅有轻度结构紊乱，极少角化不良细胞，呈轻到中度异形，诊断具有挑战性（图4-2-6）。

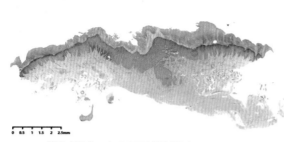

A.低倍镜下，表皮呈不规则增生。

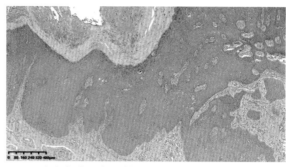

B.表皮角化不全，棘细胞全层排列紊乱。

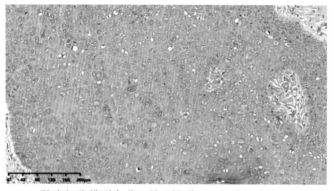

C.肿瘤细胞排列紊乱，异型性明显，细胞核大小不一，可见核分裂象和角化不良细胞。

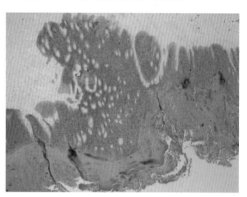

D.肿瘤细胞免疫组织化学PCK染色阳性。

E.肿瘤细胞免疫组织化学示Melan-A阴性。

F.肿瘤细胞免疫组织化学示HMB45阴性。

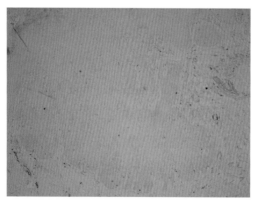

G.肿瘤细胞免疫组织化学示S100染色阴性。

图4-2-6　甲下鲍温病的病理表现

（四）诊断标准

1. 病理学检查为金标准。

2. 甲下出现角化过度，乳头状瘤；甲板开裂、变薄、脱落；甲床可见增生物或溃疡可伴有渗出。

3. X线检查可明确是否骨累及。

（五）鉴别诊断

1. 甲下疣　甲下疣可表现为甲下新生物，常无渗出，疼痛常见，多伴有甲皱襞寻常疣，活检可帮助诊断。

2. 甲沟炎　鳞状细胞癌可表现为甲皱襞红肿，甲下溢液易与甲沟炎混淆。甲沟炎一般有明确病因，如全身疾病、嵌甲、接触性皮炎等。无明显诱因、长期不愈、治疗无效的甲沟炎应活检，排除甲下鳞状细胞癌的可能。

3. 纵行黑甲　呈现纵行黑甲表现的鲍温病需要鉴别。纵行黑甲色素来源于甲母质的色素细胞，甲板本身无异常，甲下无角化物质增生。

4. 基底细胞癌　基底细胞癌是皮肤最常见的恶性肿瘤，但在甲下、甲周少见，可能与甲下、甲周缺乏毛囊有关。临床常表现为慢性甲沟炎或甲周湿疹，常伴溃疡、肉芽组织和疼痛。皮损边缘可出现典型的珍珠样卷曲外观。

（六）治疗

1. Moh's显微描迹手术切除治愈率高，如无条件开展，可术中对病灶边缘冰冻切片明确边界是否切除足够（图4-2-7）或充分扩大切除范围，距离肿瘤边缘0.5~1.0 cm予以切除。皮瓣或植皮修复缺损，部分病例可二期愈合。

2. 有报道对切除或激光烧除病灶，加用5-氨基乙酰丙酸光动力治疗有效。

3. 如远端指（趾）骨受累，需要截指（趾）。有转移者需要行放疗和化疗。

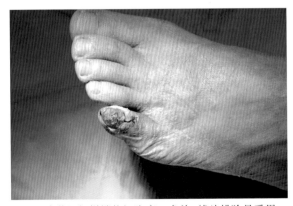 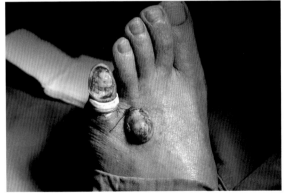

A.肉芽组织样鳞状细胞癌，术前X线片排除骨受累。　　　B.扩大切除后，术中冰冻切片，明确病灶是否完全切除。

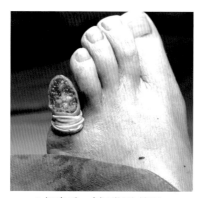

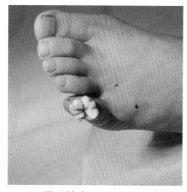

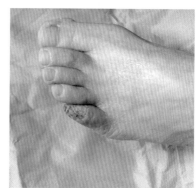

C.切净后，创面深达骨面。　　　　　D.予以植皮。　　　　　E.恢复良好，定期门诊复诊。

图4-2-7　鳞状细胞癌手术治疗

三、基底细胞癌

基底细胞癌（basal cell carcinoma，BCC）在皮肤上虽然很常见，但很少在甲下和甲周出现，迄今仅有数十例报道。手背基底细胞癌病例中有18.3%的患者甲部受累，最常见发生于手指，但也可发生在足趾，其中第1趾最常见。甲下基底细胞癌常常被延误多年才被诊断，尤其只发生在甲下的基底细胞癌诊断更困难。

（一）病因

病因不明，目前认为基底细胞癌起源于毛囊结构，而甲周毛囊结构减少可能是甲部基底细胞癌较少见的原因。美甲使用的紫外线灯可能与基底细胞癌的发生无关，而外伤与频繁美甲可能与甲周基底细胞癌有关。

（二）临床表现

典型的临床表现为慢性甲沟炎或甲周湿疹样表现，可伴溃疡生成（图4-2-8）。甲周基底细胞癌可出现典型珍珠样边缘，甲皱襞糜烂可伴发甲板横脊，类似习惯性刺激变形的表现。

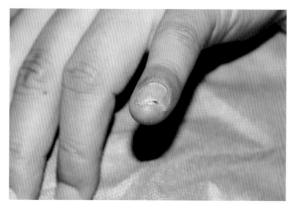

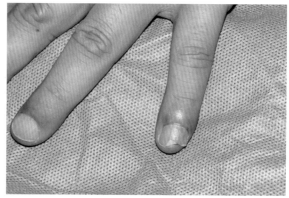

A.患者左手甲板远端下出现肉芽样组织，有分泌物。　　　B.正面观可见甲板与甲床分离，呈黄白色。近端及两侧甲沟无明显炎症。

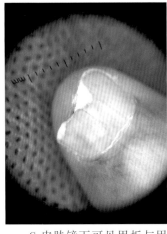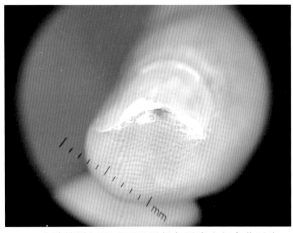

C.皮肤镜下可见甲板与甲床不规则分离，呈黄色。分离边缘可见淡红色晕。　　D.皮肤镜纵切面观可见甲板与甲床之间角化过度，有肉芽样组织，伴分泌物，并结成黄褐色痂壳。

图4-2-8　基底细胞癌临床表现

（三）病理表现

同典型基底细胞癌病理表现（图4-2-9）。

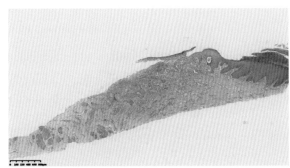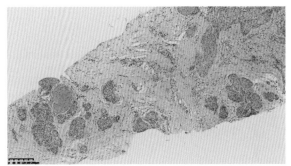

A.与表皮相连的肿瘤细胞团块呈侵袭性生长模式。　　B.高倍镜下，基底样肿瘤细胞团块中有少量鳞状细胞分化瘤团，诊断为甲下鳞状基底细胞癌。

图4-2-9　甲下鳞状基底细胞癌病理表现

（四）诊断标准

慢性甲沟炎或甲湿疹表现，病理确诊。

（五）鉴别诊断

1. 甲沟炎　甲沟炎可伴发甲下炎性肉芽肿，表现为肉芽组织增生，分泌物增多。较甲下基底细胞癌炎症更重，分泌物更多，但持续时间更短。甲沟炎常发生于年轻人，基底细胞癌常发生于中老年人。

2. 鳞状细胞癌　鳞状细胞癌皮损以角化为主，可形成肉芽组织样皮损，病理检查可予分辨。

（六）治疗

手术切除。Moh's显微描迹手术可用于甲下基底细胞癌的切除。

参考文献

［1］BARAN R. Baran & Dawber's Diseases of the Nails and their Management ［M］. Hoboken：Wiley-Blackwell，2019：675-824.

［2］RICH P. An Atlas of Diseases of The Nail ［M］. New York：Taylor & Francis e-Library，2005：125-153.

［3］PIRACCINI B M. Nail Disorders ［M］. Bologna：Springer，2014：132-146.

［4］RICHARD K S. Nails：Diagnosis. Therapy. Surgery ［M］. Saunders：Elsevier，2005：195-205.

［5］TOSTI A， PIRACCINI B M. Warts of the nail unit： surgical and nonsurgical approaches ［J］. Dermatol Surg，2001，27（3）：235-239.

［6］KATO M， SHIMIZU A， HATTORI T， et al. Detection of human papillomavirus type 58 in periungual Bowen's disease ［J］. Acta Derm Venereol，2013，93（6）： 723-724.

［7］STOLL D M， ACKERMAN A B. Subungual keratoacanthoma ［J］. Am J Dermatopathol，1980，2（3）： 265-271.

［8］PENA Z G， BREWER J D. Multiple subungual squamous cell carcinomas in a patient with incontinentia pigmenti ［J］. Dermatol Surg，2014，40（10）： 1159-1161.

［9］PIRACCINI B M， ANTONUCCI A， RECH G， et al. Onychomatricoma： first description in a child ［J］. Pediatr Dermatol，2007，24（1）： 46-48.

［10］STURM H M. Bowen's disease and 5-fluorouracil ［J］. J Am Acad Dermatol，1979，1（6）： 513-522.

［11］CHOI J H， JUNG S Y， CHUN J S， et al. Giant acquired digital fibrokeratoma occurring on the left great toe ［J］. Ann Dermatol，2011，23（1）： 64-66.

［12］BRAUN R P， BARAN R， SAURAT J H， et al. Surgical Pearl： Dermoscopy of the free edge of the nail to determine the level of nail plate pigmentation and the location of its probable origin in the proximal or distal nail matrix ［J］. J Am Acad Dermatol，2006，55（3）： 512-513.

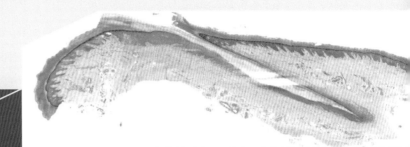

第五章

甲外科
Nail Surgery

大部分甲外科手术方式都已在前面各章节做了相关介绍，本章将着重讲述甲外科基础和原则性的内容，以及一些比较特殊的手术（如嵌甲和钳状甲的手术治疗）。

第一节 ┃ 甲外科基础

许多甲病都需要手术来帮助诊断或治疗，如活检明确诊断、嵌甲、纵行甲黑线、甲肿瘤的治疗等。手术方式需要根据不同解剖部位和病变特点做出个性化的选择，然而在多种多样的手术方式中有一些技巧是通用的。本节从术前、术中和术后3个阶段，对术前沟通、术前评估、术前抗生素应用、消毒方式、麻醉方法、止血带的使用、拔甲的方法、甲手术后换药的方法和敷料选择、术后疼痛管理、术后并发症等进行详述。掌握这些技巧，对于提高手术成功率、减少并发症、提高患者满意度有重要意义。

一、术前

（一）术前沟通

与患者的术前沟通应包括手术计划的各个方面，如甲单位的手术容易损伤甲母质、甲床，从而引起甲裂、甲变薄、甲脱离、近期和远期的甲变形等术后并发症，需要在患者接受治疗前及治疗过程中反复强调。术前需要告知患者去掉所有的指甲装饰物，如指甲油。在术前清理手术部位非常重要，若患者的工作环境灰尘较多，术前更有必要预先清理。可在术前数天开始用抗菌肥皂和小刷子刷洗甲板和甲沟（但没有任何研究表明在手术前使用抗菌肥皂洗手足可以减少细菌的携带）。手术当天可将手术指（趾）在温水中浸泡10 min，再用抗菌肥皂清洗；也可在1：10碘附溶液中浸泡10 min后擦干。局部麻醉手术当天，正常饮食，避免空腹到医院手术。若是脚趾手术，手术当天带拖鞋，冬天可带毛绒拖鞋，夏天可带露趾凉鞋。因为趾部手术后，由于伤口较易出血，包扎敷料一般较厚，患者不能穿平时鞋袜。手术当天也可能不便开车回家，而乘坐公共交通工具可能受伤（如乘坐拥挤的公共汽车被踩），所以需要事先安排。另外，需评估并告知患者是否需要术前服用抗生素或其他药物。

准确地估计术后创面愈合与甲再生所需时间非常重要，因为这关系到患者术后工作、生活的安排。有些手术术后恢复需要1个月，如较大的甲下骨疣祛除术，应事先告知患者。术前需要将这些内容写入书面的手术同意书。术前、术后照片可以帮助医生和患者判断疗效，是非常重要的记录文件。

（二）术前评估

即使操作简单的甲手术也需要详细了解患者的病史。如怀疑术区有感染，需要有细菌或微生物检查。可能患有甲下肿瘤的病例则需要影像学检查，如X线、MRI、彩超检查。对患有远端神经血管相关疾病的病例（外周动脉疾病、雷诺氏病、糖尿病等），凝血障碍患者和服用可影响麻醉及凝血药物（β受体阻滞剂、吩噻嗪类、抗凝剂、阿司匹林、非甾体抗炎药和血液稀释剂等）的患者需要特别关注。

（三）术前抗生素的应用

皮肤外科术前抗生素应用的研究很少，甲外科领域几乎没有，但国外甲外科医生推荐在甲手术前预防性使用抗生素，尤其是术后感染可能性大的患者（如嵌甲伴感染）、糖尿病控制不佳的患者和涉及骨手术的患者（如甲下外生骨疣）。所有的手术都应该在完全无菌的条件下进行，侵袭性比较大的手术应在符合骨科手术标准的手术室进行。

二、术中

（一）消毒

手足都是细菌容易定植的部位，足部和踝部进行手术的感染率会高于身体其他部位。一项研究对比了酒精、氯己定、聚维酮碘和几种消毒液联合使用的消毒效果，消毒后取样做细菌培养，结果显示细菌清除效果最好的方法是酒精涂抹后配合酒精刷（甲皱襞中阳性检出率12%），其次是氯己定擦洗后涂抹异丙醇（从甲皱襞查到细菌阳性率为38%），其余混合的消毒方法细菌阳性率均高于70%。有报道称，在手术前联合使用酒精、聚维酮碘能够减少手术部位的细菌量（图5-1-1）。但无论应用何种方法，都不能完全杀灭细菌。治疗甲下或者甲皱襞有感染的病例时，可以用酒精棉球清洗这些部位，再将适宜大小的酒精棉球塞入其空隙中，待消毒完成后取出。

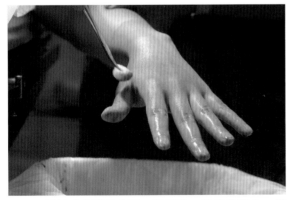 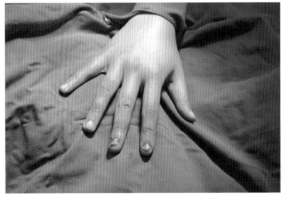

A.甲部手术消毒范围一般到腕、踝关节以上，棉球消毒易于覆盖整个手、足部位，使用两次碘附后再用一次酒精脱碘。

B.消毒后手掌从洞巾中穿出，利于保持术野无菌。

图5-1-1　甲手术消毒

（二）止血带的应用

止血带在甲病手术中经常用到，尤其是在切除色素类病灶时，出血可混淆病灶的边界。止血带的实施有很多种方法，可以将一根橡胶条或者纱布缠绕在指（趾）根部，收紧后再用止血钳固定，该方法多用于足趾部止血，可提供较大的压力，但不稳定，不推荐使用于指部手术。对指部手术，止血带可使用比患者手掌小半号的无菌手套来制作。完成消毒和麻醉后，患手戴无菌手套，在手术指的手套尖端剪开2~3 mm小缺口后向近端翻卷手套至指根部，在根部形成1个止血环，该方法可以给指根部施加稳定的、<500 mmHg的压力，而患指之外的手套部分可以给手术提供一个无菌的区域。使用整个手套做止血带也避免了术后遗忘止血带的风险。手套过大或者指尖剪开的缺口过大，可使形成的止血环压力不够，止血不彻底。这时再用止血钳夹住多余止血环，缩小止血环直径，增加止血环压力，可达到更好的止血效果。但这种方法常因为消毒后手掌湿润，戴手套时很难戴好，也不能用于足趾手术而较少运用。临床上更常剪取手套的一指，在尖端剪一个小缺口后，套在患指（趾）上，再向近端卷曲，形成止血环。这种方法操作时更为快捷方便，手术完成后切记移除止血带（图5-1-2）。

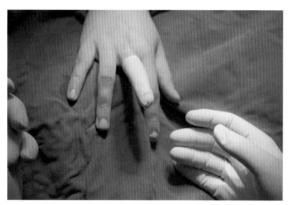

A.将无菌手套一个手指戴在患者手上，在指尖剪开2~3 mm小缺口。

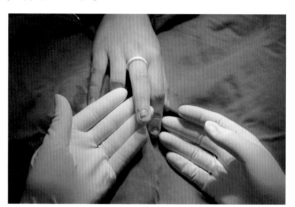

B.从小缺口向下翻卷手套到指根部，起到止血的作用。

图5-1-2　单指套止血带

三、术后

（一）甲手术的敷料

甲手术的敷料必须符合3个条件：不粘连，吸收力强，附着牢固。

1. 不粘连　甲手术后出血和渗出较多，敷料容易粘连伤口，使伤口不易愈合，换药时再出血和疼痛增加。可以在伤口上使用大量的抗生素软膏（如莫匹罗星），再覆盖不易粘连的敷料，如凡士林纱布等，不但可以增加抗菌作用，更可防止伤口粘连，减少换药时撕扯创面引起的疼痛。术后创面上使用藻酸钙敷料，敷料接触潮湿创面时，释放大量钙离子入血，激活内外凝血途径，可快速止血和减少敷料粘连。藻酸钙敷料吸收血液或渗出液后形成凝胶状，不与外层敷料粘连，利于更换敷料。伤口注意保湿，利于肉芽形成和表皮爬行（图5-1-3）。

2. 吸收力强　甲手术术后的出血可能较多。在不粘连的敷料上往往需要较厚的、吸收能力强的敷料，最常见的是多层无菌纱布。藻酸钙敷料比较疏松，利于吸收出血，还可以保护创面不受外伤。为了减少出血，可抬高患肢48 h。

3. 附着牢固　弹力绷带可以很好地固定敷料，但对创面的压力不易控制。将弹力绷带剪成4 cm的宽度用于包扎，既可以较好地固定敷料，也较易把控其产生的压力，防止指（趾）端缺血。胶布固定敷料时，避免形成闭合环，造成指（趾）端缺血。最外层的胶布可以缠绕成螺旋

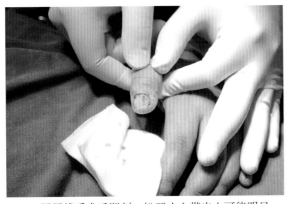 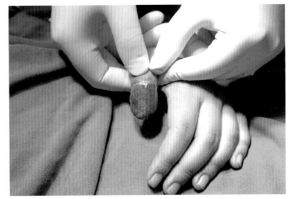

A.甲黑线手术后即刻，松开止血带出血可能明显。

B.藻酸钙敷料吸收血液后形成凝胶，有止血、止痛以及防止敷料与伤口粘连的作用。

图5-1-3　藻酸钙敷料用于甲创面止血

状，胶布的末端固定在皮肤上，以免敷料整体移位、脱落。如果创面靠近指（趾）尖，敷料和胶布应该跨指（趾）尖，再用一条胶布环形包扎固定之前横跨指尖的胶布（图5-1-4）。

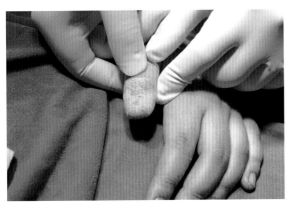 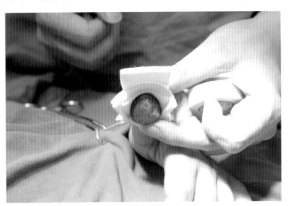

A.手术后创面使用凡士林纱布或黏稠的抗生素软膏，防止敷料与创面粘连。可以在其上加用藻酸钙敷料止血。

B.如果创面靠近指尖，敷料和胶布应该跨指尖。

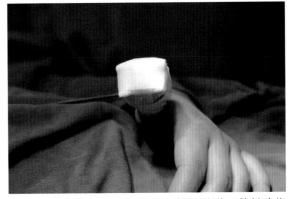

C. 固定敷料，应注意防止敷料滑脱。敷料跨指尖，使远端得到很好的包裹。

图5-1-4　甲手术后包扎

（二）术后疼痛管理

减轻术后的疼痛有两个方法：抬高患肢和口服止痛药。术后及时告知患者注意事项、疼痛可能出现的时间及止痛措施。

1. 抬高患肢　抬高患肢可减少手术部位水肿，进而减少水肿时组织被缝线切割产生的疼痛，术后可以使用绷带、围巾等将患肢悬吊在胸前。足趾手术后，足部需抬高到髋部水平。抬高最好在手术后即刻开始，一般持续48 h为佳，与手术后炎症反应期时间相当（图5-1-5）。

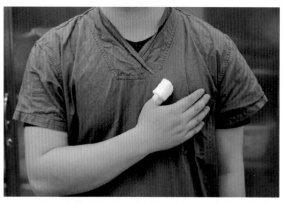
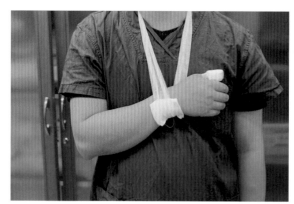

A.术后患指应抬高，减轻创面出血、疼痛和水肿。　　B.可借助绷带固定于胸前。

图5-1-5　术后患肢应上抬

2. 止痛药　手术方式不同，术后疼痛出现和持续的时间不同。手术医生应对术后疼痛程度有清楚的估计，才能协助患者做好术后疼痛管理。薄层切削、肢端假性黏液瘤的结扎、甲下外生骨疣的去除等疼痛较轻；外侧纵向甲活检、拔甲、全部甲单位切除、甲床上皮瓣术则疼痛较明显。疼痛管理应该从充分的术中麻醉开始。疼痛较明显的手术应使用长效麻醉剂（起效8 h以上，如罗哌卡因）。一些病例中，术后当天每4 h口服对乙酰氨基酚 500 mg，第2天再服3次即可，也可以使用布洛芬、萘普生、美洛昔康。美国1996年《甲病指南》中指出不提倡使用非甾体抗炎药，但在之后的教科书和文献中很多医生仍发现非甾体抗炎药有效，且不会增加术后出血。大多数患者在甲手术24 h需要止痛药，之后按需减量。

3. 换药　敷料与伤口粘连，换药时可因牵拉引起疼痛。敷料可以在术后2天更换，如术后出血较多，也可以24 h后更换。血液凝固后会将敷料变成硬块，对其下的创面产生压迫和摩擦而造成不适，还可能对创面周围的皮肤组织造成摩擦，形成糜烂。粘连明显时应将敷料在生理盐水或聚维酮碘液中浸泡直到其自行脱落（图5-1-6）。一般来说，敷料在术后2天由手术医生更换，如创面干净无出血（如缝合后伤口），3~5天后患者自行拆除敷料并消毒。二期愈合的创面，由于渗出较多，需要每天换药，待渗出减少后，逐渐减少换药次数。

（三）术后长时间感觉异常

甲手术后，指（趾）可能会出现感觉异常、麻木等现象。有研究显示47%的感觉异常发生在甲手术患者的非手术区域，常出现感觉异常的部位是指尖（34%）、近端甲皱襞（28%）、甲游离缘的下方（24%）。最常见出现的感觉异常是麻木（16%）和刺麻感（8%）。35%的患者，

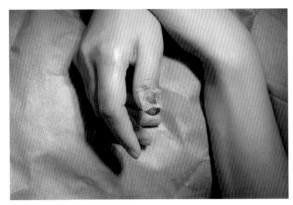 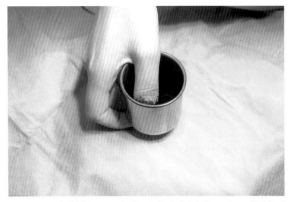

A.与伤口粘连的敷料。　　　　　　　　　　B.可将敷料置于聚维酮碘液中浸泡，直至敷料可
　　　　　　　　　　　　　　　　　　　　　　轻易取下。

图5-1-6　换药时揭开粘连的敷料

6~12个月后症状完全或部分自行改善，该现象发生的机制尚不明确。

第二节 ｜ 局部麻醉

　　绝大部分甲手术均可在局部麻醉下完成，本文只介绍常见局部麻醉技巧。很好地完成局部麻醉需要熟悉局部解剖和熟练掌握指（趾）部麻醉技术。指（趾）部的神经分为成对的背侧神经和腹侧神经，伴行于伸肌腱鞘和指固有动脉旁，在远端指关节处分为3个分支，分别支配甲床、指尖和指腹。局部麻醉前，常规询问患者有无利多卡因、罗哌卡因和对羟基甲苯酸酯（局部麻醉药物中防腐剂成分）过敏史。罗哌卡因起效快，持续时间长（最长能达到9 h），且比布比卡因有更少的心脏毒性；罗哌卡因浸润麻醉的浓度在2 mg/mL时，平均痛感恢复的时间为7 h。局麻药合并使用血管收缩剂避免用于血管痉挛、糖尿病、雷诺氏病和重度吸烟的患者。

一、麻醉剂的联合使用

　　联合使用局部麻醉药是指将两种以上局部麻醉药物一起使用，这可提高每一种药物的药效，最常见的联合使用是一种长效麻醉剂与一种短效麻醉剂合用。如罗哌卡因可以维持作用4~8 h，可与起效快的利多卡因合用。甲手术疼痛明显，所以长效麻醉剂使用尤为重要，可缩短术后疼痛时间。与术后止痛药联合使用，可以将患者在接受甲手术的过程中受到的疼痛降到最低限度。

二、血管收缩剂

　　局部麻醉药物除了可卡因，都可以通过舒张血管平滑肌造成血管扩张，导致手术区出血增加。在局部麻醉药物中联合应用血管收缩剂，能减少手术出血，而且血管收缩剂可以减少麻醉药的吸收，增加药物的安全用量。肾上腺素是皮肤外科应用最广的血管收缩剂，为一种强效

β受体激动剂，可引起心脏活动增加，导致心率增快或心悸。这些药物相关症状，对心脏储备功能良好的患者来说一般可耐受，但对有心脏功能损伤的患者来说，心脏活动增加可能会引起严重后果。利多卡因加肾上腺素用于指（趾）部局部麻醉本身是安全的，但很多医生认为在指（趾）部局部麻醉使用肾上腺素可以使动脉血管痉挛，造成术后远端组织坏死。然而已有总例数超过1 000例的大量研究表明指（趾）部局部麻醉时使用肾上腺素是安全的；加用肾上腺素后引起远端组织坏死的病例都发生在50年前，使用商品化利多卡因、肾上腺素复合剂的病例则无一坏死报道。使用彩色多普勒超声检测血管血流发现，在使用肾上腺素后，指部动脉血流量迅速下降50%，1 h后即恢复正常。甲手术因为出血较多，需要术中控制出血，指（趾）部手术常规使用止血带，无使用其他血管收缩剂的必要。

三、甲手术麻醉方式

（一）近端指（趾）阻滞麻醉

近端指（趾）阻滞麻醉（ring block）又叫环形阻滞麻醉，但实际操作中应避免在指（趾）根部做环形全方位注射。近端指（趾）阻滞麻醉患者掌面应向下，在患指侧面大概离指蹼1 cm处的中线上，与皮肤表面呈45°向骨进针，直到碰到骨面，回退针时注射药物，单侧可以注射0.5~1 mL药液（图5-2-1），足趾适当增加。完全起效需要等待10~15 min，有时甚至更久。

（二）远端指（趾）阻滞麻醉

远端指（趾）阻滞麻醉（wing block）在大多数甲手术中都可以运用，起效较快，易于实施。具体方法为从甲侧皱襞与近端皱襞交角的中线向外延伸1 cm处进针，皮下注射药液形成皮丘后，向远端与皮肤表面呈45°进针，回抽无血后，边退针边推药，以进针点远端皮肤变白为度，这时常常可以观察到甲半月的两侧也变白。穿刺时，如果感到阻力，提示针头有可能刺入了纤维组织，如肌腱或骨膜，这时应慢慢退回针头再继续注射。因为解剖原因，注射药物需要从侧面甲皱襞一直注射到甲下皮方能对指尖完全起效（图5-2-2）。注射时可以将针头弯曲

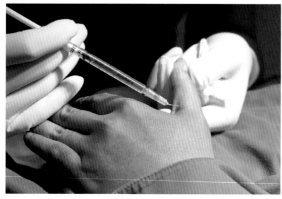

图5-2-1　近端指（趾）阻滞麻醉进针

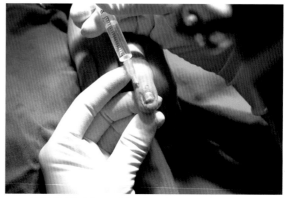

从甲侧皱襞与近端皱襞交角的中线向外延伸1 cm处进针，注射药物至进针点周围皮肤发白。向远端与皮肤表面呈45°进针，回抽无血后，边退针边推药，以进针点远端皮肤变白为度。

图5-2-2　远端指（趾）阻滞麻醉进针

120°~90°，注射完成后，如远端麻醉效果不佳，可在已起效的部位向最远端再次入针，向远端推进，注入药物，以麻醉更远端的组织。在注射完成后整个指尖可以表现出肿而白的外观，成为一个手术的无血区域，该无血区域有时甚至可以取代真正的止血带。

（三）甲母质区域阻滞麻醉

甲母质区域阻滞技术可以快速麻醉近端甲皱襞、甲母质区域和甲床的近端，注射方法和甲母质内注射糖皮质激素的方法一样。针头在近端甲皱襞的中线处刺入皮肤，从近端向甲小皮刺入5~7 mm，入针角度为与近端甲皱襞表面皮肤呈60°。针一直向前推进直达骨面，在回退针时缓慢注射药物，可以看到甲半月和近端甲床变白（图5-2-3）。

（四）甲下皮阻滞麻醉

实施甲下皮阻滞麻醉时，疼痛过于明显，不推荐使用，但是这种注射方法是甲床皮损内注射治疗疾病的方法之一，甲外科医生仍需掌握。注射时应用尽量小的针头从甲板以下1 mm、甲下皮中线处进针。针在甲板下的甲床中向近端穿刺，需避免刺到指骨远端。有时除了中间的一次注射，还需要在两侧注射药物，才能达到麻醉的效果（图5-2-4）。

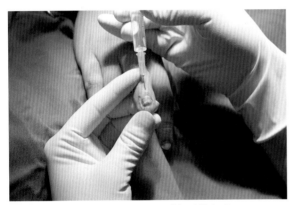
图5-2-3　甲母质区域阻滞麻醉

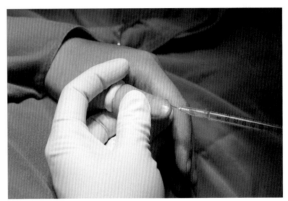
图5-2-4　甲下皮阻滞麻醉

四、局部麻醉的注意事项

指（趾）局部麻醉时注射一定要缓慢，麻醉过程中可以和患者交谈以缓解患者紧张的情绪。近端指（趾）阻滞麻醉时，需耐心等待麻醉药物起效。开始手术前可以使用尖锐器具轻刺麻醉和未麻醉区域，让患者判断麻醉部位是否已完全起效，患者确信麻醉起效后接受手术可以更安心和放松。医生应准确知晓麻醉药物有效持续时间，如单用1%或2%利多卡因，麻醉作用大概会持续2 h，2 mg/mL罗哌卡因麻醉效果一般可持续8 h。医生应告知患者术后疼痛大概出现的时间及处理方法。

五、减少甲手术局部麻醉疼痛的方法

1. 使用细的针头，比如30G、27G（胰岛素注射器）。
2. 在局部注射前使用复方利多卡因乳膏封包至少1 h，可以减少针刺带来的疼痛，但是对组织肿胀和移位造成的疼痛无效。

3．冰袋、局部冷喷、冷空气等用于入针点，可以减少针刺时的不适感。

4．在局部麻醉穿刺部位施加压力和震动约5 min以后再进行注射，可以减少针刺的疼痛（可以使用震动按摩器）。该方法对儿童和晕针的患者尤其有效。

5．甲下空间有限且无伸展性，注射过快会加剧疼痛，故注射时应减慢速度。

6．利多卡因呈酸性，本身会引起注射时的疼痛，加入碱性的肾上腺素或碳酸氢钠后可以升高pH，减轻疼痛。

7．温水水浴麻醉药物，使麻醉药物的温度保持在体温，也可以减少注射时的疼痛。

第三节 | 拔甲术

拔甲是大多数甲手术的第一步，在术中掀开甲板暴露位于甲母质和甲床的手术视野。单纯拔甲术本身除了针对特殊嵌甲病例外，并不治疗任何甲疾病，而只是甲病治疗的一部分或准备工作。单纯的全拔甲易导致多种术后并发症，所以应尽可能使用部分拔甲或者在全拔甲后甲板回植。

手术前，需根据甲的解剖、组织学、疾病的临床表现，设计去除甲板的大小、位置和形状。在完成手术的前提下，尽量少的破坏甲原有的形态，力争使用最简单的术式、造成最小的创伤和产生最少的术后并发症。

一、全拔甲

在一些特殊的情况下（如近端甲皱襞积脓或者远端甲床和甲板粘连非常牢固），可以从近端甲皱襞处开始，称为近端入路全拔甲。而大多数情况下，全拔甲是从远端开始的。

拔甲可以使用远端阻滞麻醉。使用刀片或剥离子从甲板上将近端甲皱襞剥离，暴露近端甲板。将剥离子或者止血钳的一臂从甲远端游离缘处伸入甲板和甲床之间，向甲板的近端伸入，伸入的过程中须将剥离器用力紧贴在上方甲板腹侧，减少下方甲床的损伤。甲床与甲板粘连最紧密的地方，在甲板和甲床最远端结合处，甲下皮的近端，称作甲真皮带，一旦将该结构松解了，其近端的甲板和甲床只需要轻轻用力即可分离。把剥离器慢慢伸向甲母质近端，近端甲板较软和其下甲母质粘连疏松，注意须将甲板最近端两侧角分离。在甲床上重复该前后运动的过程，从而将甲板和甲床全部分离。然后使用止血钳深入甲板之间，抓住甲板向另外一侧做卷曲的动作，动作要慢，不要一味靠力量拔除以免损伤甲床（图5-3-1）。两个甲板近端外侧角覆盖甲母质外侧角，需要完整拔除。拔除甲板后，可以用湿纱布按压甲创面10~20 s，再进行下一步手术。全拔甲之后，甲板失去了对甲床的向下压力，其远端和周围皮肤组织会向上、向内生长，以踇趾尤为明显。当甲板向前生长后，其远端和侧缘插入周围甲床或侧面甲皱襞，形成两侧嵌甲和远端嵌甲。远端嵌甲患者仅有轻微的不适，可以保守治疗，如使用50%的尿素霜封包过夜，用刀片去除远端的角化过度。此外，也可使用保湿霜按摩，将远端生长过高的皮肤组织向指头腹侧牵拉、按摩，持续使用此法，可以有效减少嵌甲的产生。如果嵌甲情况严重，疼痛剧

烈，则需要手术切除远端部分肥厚组织再行缝合。为避免拔甲后的嵌甲发生，国外报道可使用丙烯酸人造指甲覆盖甲床，直到新的指甲长到甲板的1/3长。如果拔甲过程中太用力，或者过多使用剥离器、止血钳损伤甲床，会导致甲床角化或形成瘢痕，从而引起甲分离。禁止用剥离器或血管钳左右移动来分离甲床，因为这样会破坏甲板下纵脊结构，导致永久的甲分离。同样，分离甲板和甲床时避免剪刀开合的动作。

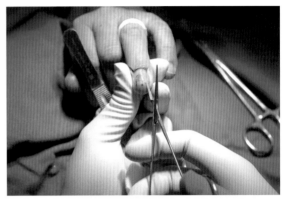

A.为了更好地暴露近端甲板，将近端甲皱襞切开。将止血钳的一臂从甲下皮处伸入甲板和甲床之间，向甲板的最近端伸入，分离甲板。

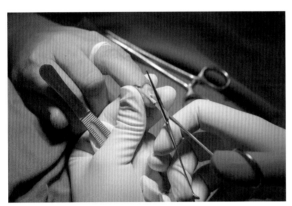

B.从另一侧分离甲板与甲床的连接。

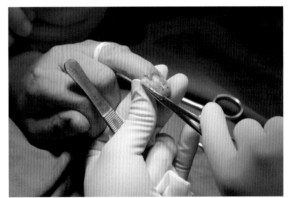

C.将止血钳的一臂，从甲板外侧缘伸入甲板近端，进行卷曲（类似开沙丁鱼罐头）。

图5-3-1 全拔甲

二、甲板的回植

在拔甲以后，一些甲床和甲母质的角质细胞层会粘在被拔掉甲板的腹侧，这一点在病理切片上可以清楚地观察到。因此，回植拔掉的甲板，相当于原位植皮到甲床创面上，可以促进创面的愈合。甲板回植还可以减少患者疼痛，尤其是避免了换药时敷料和创面的粘连以及牵拉的疼痛。

（一）卷曲法拔甲后甲板回植

临床上应用最多的是从甲板的一侧卷曲拔甲，但要暴露全部近端甲母质尤其是两侧甲母质外侧角，仍需要在近端甲皱襞两侧做1 cm斜切口，翻起近端甲皱襞，甲板更易被拔除，尤其是两侧甲板外侧角。为了使卷曲甲板更容易，须先分离两侧甲板外侧角。手术完成后，将甲板盖回原位置。如果没有切开近端甲皱襞，可将甲板近端插入其下，甲板与侧面甲皱襞缝合。回植

时，在甲的侧缘剪除宽1 mm的甲板，可以减少侧缘插入皮肤组织引起的术后水肿（图5-3-2）。缝线3周后拆除，使甲板在回植的位置上保持更长时间。回植的甲板可以保持在原位几周，这期间可以像正常指甲一样进行修剪。而甲板如果脱落，可以用胶布将其继续固定在甲床上，继续起到下压甲床、防止其过度向上生长的作用。如已切开近端甲皱襞，回植甲板后，将近端甲皱襞缝合。

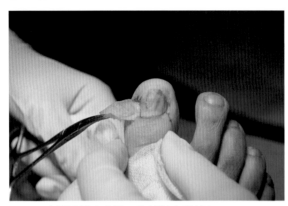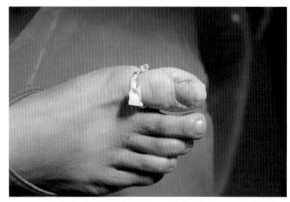

A.为暴露甲床病损，将甲板全部掀起。　　　　B.手术完成后回植甲板，缝合固定。该患者创面在甲床远端，使用凡士林纱布引流，避免甲下积血。

图5-3-2　全拔甲后甲板回植

（二）天窗法拔甲后甲板回植

天窗法拔甲主要用于暴露甲下皮、甲床和远端甲母质，对纵行红甲和甲床肿瘤适用。操作的具体步骤是如上文所述先分离甲板、甲床，再用止血钳伸入甲板远端，像打开汽车引擎盖一样，向背侧掀起甲板，而近端甲板仍连接在近端甲皱襞上，近端的甲母质很难暴露完全。这时可以在近端甲皱襞两侧做斜切口，同甲皱襞一起掀开，暴露近端组织。手术结束后，将甲板回植，两侧各缝合一针，固定甲板与两侧皮肤（图5-3-3）。如出血较多可在甲板上用11号尖刀片打两个直径2 mm的孔，利于引流。

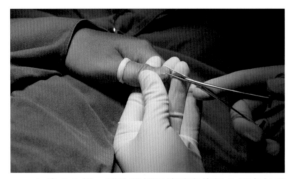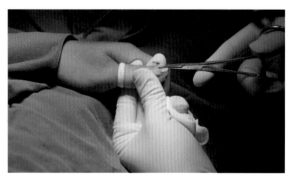

A.将止血钳一臂从甲板远端游离缘插入甲床与甲板之间。　　　　B.分离甲板与甲床后，将止血钳深入，向上翻起。

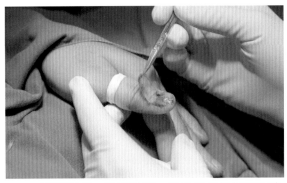 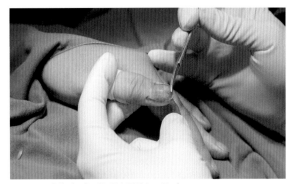

C.翻开甲板，暴露甲床，甲板近端仍与甲皱襞连接。

D.手术完成后回植甲板，缝合。

图5-3-3　天窗法拔甲和回植

（三）部分拔甲加甲板回植

部分拔甲的最大优点是可以原位保留大部分正常甲板，减少手术后甲分离等并发症的出现。掀开甲板时可根据病变部位的形状大小来设计部分拔甲的范围。最常见的是纵行和横行部分拔甲。拔甲后，同样应回植甲板，并使甲板尽可能长时间保持在原位（图5-3-4）。近端部分拔甲后如果没有对甲母质实施手术，甲板可以完全再生。甲板两侧缘的部分拔甲并去除外侧甲母质，一般不会引起明显甲变形，但有可能使甲板变窄。

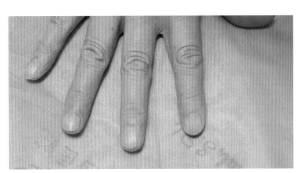

A.右手中指甲黑线。

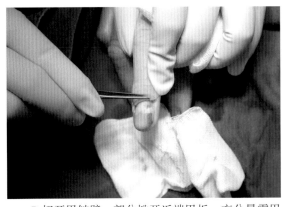 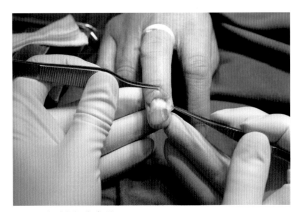

B.切开甲皱襞，部分掀开近端甲板，充分暴露甲母质上的色素病灶。

C.切削去除病灶。

甲
病
临
床
病
理

图
谱

Atlas of Clinic and Pathologic Onychology

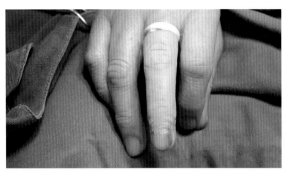

D.回植拔除的近端甲板，缝合甲皱襞创面。

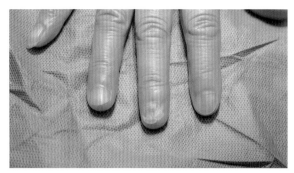

E.半年后随访，可见甲板纵行黑甲未复发，甲板再生无明显异常。

图5-3-4　近端部分拔甲和甲板回植

第四节 | 嵌甲与钳状甲手术治疗

我们在甲体征一章中已提及过嵌甲（ingrown nail）和钳状甲（pincer nail），本节将详细介绍此两种疾病的手术治疗。虽然嵌甲和钳状甲病因不同，但临床表现均为甲板和甲周软组织的冲突，因此可以将嵌甲和钳状甲看成一个系列的疾病，其分类见表5-4-1。

表5-4-1　各种嵌甲与鉴别疾病分类

分类	疾病特点
侧面嵌甲不伴甲板横向过度弯曲	梯形甲：远端甲板宽于近端
	鱼叉甲：炎症、肉芽肿、甲板角插入侧面甲皱襞
	软组织增生的嵌甲：侧面甲皱襞增生，可伴发臭分泌物
侧面嵌甲伴甲板横向过度弯曲	瓦状甲：横向曲度增加，但甲板两侧的边缘平行，像瓦片
	折叠甲：甲板的表面平坦，两侧或单侧出现指甲边缘呈直角的折叠，如甲板两侧同时折叠，一般会保持平行。
	钳状甲：横向的曲度过于弯曲，弯曲度沿甲纵轴从近端到远端逐渐增加，远端游离缘弯曲度最大
	号角甲：钳状甲横向弯曲加剧，指甲的两侧缘继续向内卷曲形成一个号角样
远端嵌甲	甲单位远端皮肤隆起，远端甲板插入其中
近端嵌甲	甲板向近端生长，损伤近端甲皱襞和甲母质

一、各类嵌甲与钳状甲的特点

（一）梯形甲

梯形甲（trapezoidal nail）的甲板变化多为先天性，表现为甲板远端比近端更宽，且在远端摩擦侧面甲皱襞，形成炎症或破溃，可继发感染，形成肉芽肿。甲板远端看似比甲床更宽，实际主要的病变是侧面甲皱襞的近端过于靠内（图5-4-1）。

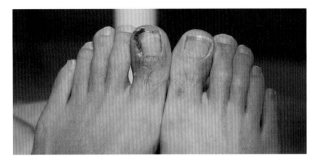

梯形甲的甲板远端较近端宽，远端可摩擦甲皱襞，形成甲沟炎或肉芽肿。

图5-4-1 梯形甲

双侧趾甲常对称发病，趾骨无病变。一般远端甲板外侧角插入侧面甲皱襞引起症状后患者才会就诊。如甲板过宽，可以去除部分甲母质外侧角，缩窄甲板宽度。伴有侧面甲皱襞增生变厚以后可以切除部分侧面甲皱襞。

（二）鱼叉甲

鱼叉甲（harpoon nail），指修剪指甲时过度剪去甲板远端两侧角。如将甲板远端修剪为椭圆形时，常不能剪除埋入侧面甲皱襞内的甲外侧缘而形成甲刺。周围软组织失去甲板的支撑后向内生长靠拢。当甲刺向外生长时刺入增生向内挤压的甲皱襞中，造成疼痛、红肿、分泌物渗出、肉芽组织增生，形成甲沟炎（图5-4-2）。

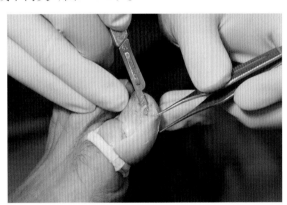

切除侧面肥厚的甲皱襞，暴露侧面甲板，可见甲板外侧远端甲刺刺入侧面甲皱襞，引起侧面甲皱襞红肿、增生、肉芽肿形成。

图5-4-2 鱼叉甲

两侧的甲刺持续生长可穿出甲皱襞。发生于青少年者，称为青少年嵌甲（juvenile ingrowing toenail），除了不恰当的修剪趾甲，青少年足部出汗多、运动量大，鞋内常潮湿，可使甲的侧缘形成锯齿状，运动时可像锯子一样损伤侧面甲皱襞。单纯拔甲基本无效，慢性患者甲皱襞可增生、肥厚、纤维化，治疗时需要去除增生的肉芽组织，必要时通过去除部分甲母质外侧角，缩窄甲板。

（三）软组织增生的嵌甲

软组织增生的嵌甲（ingrowing nail with hypertrophic soft tissues）指嵌甲迁延不愈，侧面甲皱襞会增生变厚，增生甲皱襞可以向内侧覆盖较大面积的甲板（图5-4-3）。

增生的软组织成分多为纤维组织，虽然组织增生明显，常有脓性分泌物且发臭，但常无疼痛。在手术时需要去除多余的增生组织。

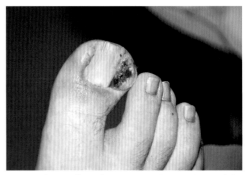

A.嵌甲长期炎症可引起甲周组织增生，该例患者一侧甲皱襞形成肉芽组织，遮盖部分甲板。

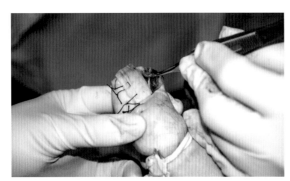

B.切开增生的侧面甲皱襞和肉芽组织，可见外侧甲板形成的刺刺入组织中，不行手术切除难以恢复。

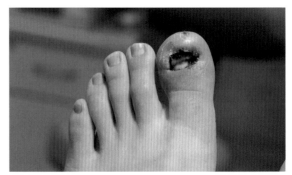

C.周围组织增生可包括远端皮肤组织。远端皮肤组织增生隆起形成组织墙，阻挡甲板向外生长，形成远端嵌甲，同样可继发红肿、感染、溢脓。

图5-4-3　嵌甲形成的软组织和肉芽组织增生

（四）瓦状甲（tile nail）、折叠甲（plicated nail）、钳状甲（pincer nail）和号角甲（trumpet nail）

此四种病变在甲体征一章已有详细的描述。这一类疾病在治疗时需要调整过度弯曲的甲板，钳状甲手术治疗需要切除部分甲母质外侧角并将甲床从骨上分离并进行重铺。

（五）远端嵌甲

远端嵌甲（distal ingrowing）发生在甲单位远端，趾远端组织肥厚增生，形成"组织墙"。甲板远端向外生长时插入此墙内，形成远端嵌甲（图5-4-4）。常因甲板修剪过短，或全拔甲而产生。

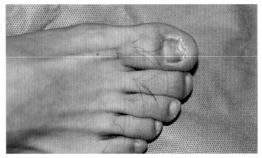

图5-4-4　远端嵌甲

甲板对甲下组织有压迫的作用，失去这种反向作用力（如全拔甲后），甲床及趾远端的组织会向上生长，阻挡甲板向外生长。远端组织角化过度后会加剧远端嵌甲。因为远端组织向上抬起，将其下的组织向上牵拉，从而形成牵拉性的骨疣。远端嵌甲可以预防，在甲手术中减少全拔甲，提倡部分拔甲，手术后尽量回植甲板可以减少远端嵌甲的出现。治疗上对远端隆起的组织进行切除（super U切除法）（图5-4-5）或者鱼嘴式的切除缝合（图5-4-6），都可以起到治疗的作用，具体方法见治疗部分。

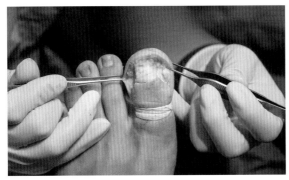 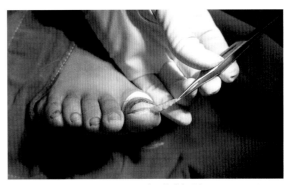

super U切除法是从近、侧甲皱襞结合处开始到趾远端，高于甲平面的组织全部切除，再予二期愈合的术式。本例患者拔除了远端甲板，切除了其下肉芽组织。因为需要切除部分外侧甲母质角，本例患者在super U切除基础上，切开了近端甲皱襞。

图5-4-5　super　U切除法

图5-4-6　鱼嘴式切除

（六）近端嵌甲

近端嵌甲（retronychia，proximal ingrowing）常常有3个典型表现：甲板生长抑制、近端甲沟炎、黄甲。最常见的病因是行走时鞋撞击趾端向后推甲板，损伤甲母质。近端嵌甲可以发生在任何年龄阶段，常见于女性蹬趾，可能与女性穿着尖头鞋、高跟鞋或不合适的鞋子有关。运动也可能造成近端嵌甲。治疗时可以拔甲，减少甲板向后对甲母质的损伤。

二、治疗

（一）分级

对嵌甲的外科治疗应根据不同的分级并结合患者实际情况和医生的经验，采取不同的治疗方法。

嵌甲的分级方法有很多：Frost法、Mozena法、Kline法、Heifitz法等，其中Heifitz法将嵌甲分为3级，简单直观，对临床有指导意义，受到大部分医生推荐。Heifitz分级法具体为：1级，甲周红肿，轻度水肿，有挤压痛；2级，有感染和渗出；3级，被嵌入处增生变厚，肉芽组织增生。对临床的指导意义大致为：1级，保守治疗为主，保守治疗无效可对甲周组织手术，但不切除甲母质；2级，切除部分甲周组织，如无效则切除部分甲母质以缩窄甲板；3级，切除增生肉芽或纤维组织后，决定是否切除部分甲母质。

（二）保守治疗

患者常常因为害怕疼痛，或术后甲单位畸形而拒绝手术治疗，所以常有患者愿意尝试保守治疗。保守治疗常需要很长的时间，如数周到数月不等，而且常常需要每天严格进行治疗，这些都是保守治疗可能失败的原因。保守治疗主要针对的是轻型嵌甲，如暂时性的甲板改变，比如剪指甲不合适、指甲的脱落或者是甲单位形态的异常。另外，对健康状况异常不能接受手术者，也常进行保守治疗。

1. 按摩或者观察　对轻症病例有效，特别是对儿童嵌甲（图5-4-7）。

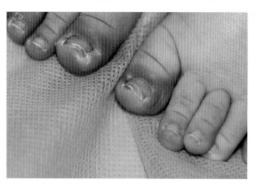 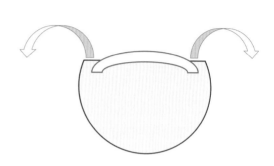

A.新生儿和1岁左右开始学习走路的幼儿容易出现嵌甲。剪趾甲时剪去过多甲板外侧角，也可形成嵌甲。

B.对轻型嵌甲的按摩示意图：将侧面和远端甲皱襞向远离甲板的方向按摩，减少甲板与侧面甲皱襞的摩擦。

图5-4-7　儿童嵌甲

新生儿嵌甲的两侧甲皱襞增生轻微，有自行消退的趋势。可使用保湿霜或抗生素软膏将患儿肥大的两侧甲皱襞向外侧远离甲的方向牵拉、按摩，减少甲板和甲周组织的摩擦。儿童患者按摩的效果好于成年人。

2. 弹力绷带（taping）法　可以用于轻型的嵌甲。一般使用3根弹力绷带，将两侧和远端的甲皱襞向远离甲板的方向牵拉，从而减少甲板和周围软组织的冲突（图5-4-8）。贴合时甚至可以使用黏合胶水来增加胶布对皮肤的黏附。胶布可剪为宽1.5~2 cm、长5 cm，两侧的胶布固定在侧面甲沟外的甲皱襞皮肤上，贴好后向后、外侧牵拉，逐渐向后方螺旋固定。远端甲皱襞处，从甲板远端开始贴胶布，直接向下、向后牵拉，贴在指腹。对足部容易出汗的患者，胶布容易脱落，这种方法不易成功。胶布需更换，保持牵拉力。一般1个月显现治疗效果。

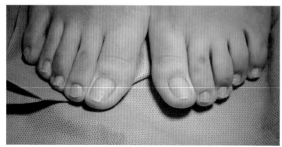 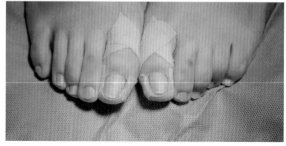

A.治疗前。

B.3根胶带沿3个方向，分别将两侧近端甲皱襞和远端甲皱襞向远离甲板方向拉开。图中可见安置绷带后甲沟暴露。

图5-4-8　弹力绷带法治疗轻型嵌甲

3. 棉花（cotton）填塞法　即用棉花填塞到嵌入周围组织的甲板下，是一种非常简单的方法，材料也容易获取（图5-4-9）。

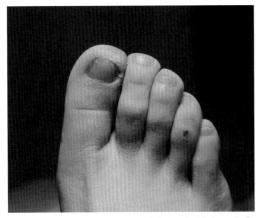

A.轻度嵌甲，无红肿和周围组织增生。患者自觉远端甲板外侧皮肤疼痛。

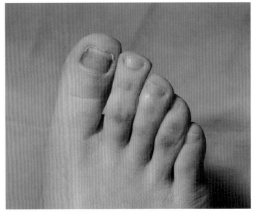

B.在两侧甲板外侧角下填塞适量棉花。抬起嵌入皮肤的甲外侧角，改变甲板生长弧度。

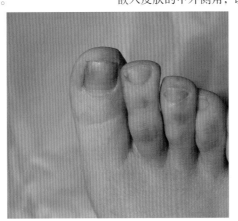

C.1个月后，患者疼痛消失，可见甲板两外侧角在甲皱襞组织上方，不再损伤周围组织。

图5-4-9　棉花填塞法

在第一次填塞时可能会疼痛，但常在24 h内缓解。填塞棉花量可从少到多逐渐增加，以减轻患者的疼痛。治疗可数天重复一次，保持棉花在甲板和甲周组织之间形成隔离。当甲板与周围组织分开时，可暂停填塞观察甲板是否会再次插入周围组织。治疗的时间较长。第一次填塞时可行局部麻醉。

4. 使用嵌甲矫正器（orthonyxia）　嵌甲矫正器有弹性，可以贴在甲板上，利用回弹力使甲板变扁平，上抬两侧甲板外侧角使甲板和甲板外侧角与周围组织分离。治疗时一般会磨薄甲板，降低指甲硬度，再在指甲上安置矫正器，减少指甲的曲度。使用钢丝或者牙科线，也是同样的原理。

5. 置管法（nail tube splinting）　是使用无菌塑料管（如输液器管子）来进行。该方法可以用于治疗急性和慢性的嵌甲，特别是出现了肉芽组织的地方（图5-4-10）。

行局部麻醉后使用止血钳，将甲板两侧缘和其下甲床分开。取长约1 cm的输液管剖开，包裹甲板边缘，使其与周围软组织分开。可以使用胶水或者可吸收线固定输液管。放置输液管可以长达数周至数月，具体取决于甲板远端外侧角超过甲皱襞、不再嵌入周围组织的时间。此法有较高的成功率。

　　以上多种保守治疗方法可以联合应用。

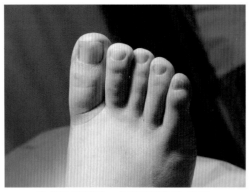
A.患者轻度嵌甲，自诉远端甲沟疼痛。

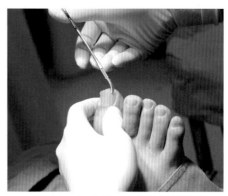
B.用止血钳将甲板远端外侧角翻出。

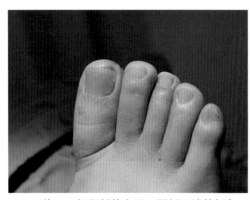
C.将1 cm长塑料管安置于甲板远端外侧角。

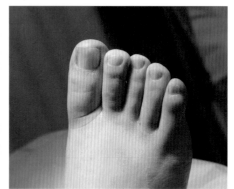
D.用可吸收线缝合固定。

图5-4-10　置管法

（三）手术治疗

　　1. 拔甲　拔甲的注意事项和治疗方法已经在本章第三节介绍。在嵌甲中，近端嵌甲一般需要进行全拔甲。

　　2. 挂线法　对甲远端侧缘增生皮肤组织进行适量切除。按标记线楔形切除患趾（指）患侧增生的软组织，缝合切口。紧邻甲板外侧角的一针，在缝合皮肤后，连续打8~10个结，不剪断缝线，将结塞入甲远端外侧角下，针由甲板穿出，另一头线从甲板外侧绕到甲板上，两端打结。线结抬高甲板，可有效防止甲板再次嵌入。

　　3. 对于3级嵌甲，需视甲皱襞和甲板的冲突程度来决定单纯切除增生甲皱襞，或合并甲母质角的切除以缩窄甲板，最终目的是缓解甲板和甲皱襞在解剖关

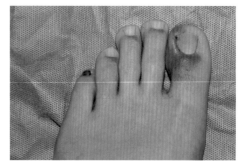
A.嵌甲引起周围组织红肿、增生，疼痛明显并有脓液从甲沟溢出。

系上的冲突（图5-4-11）。

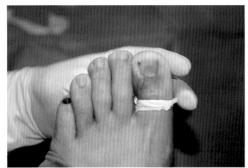

B.切除增生的组织。

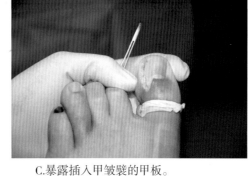

C.暴露插入甲皱襞的甲板。

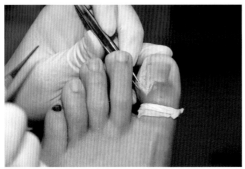

D.去除部分甲板、其下甲床和其对应的甲母质。一般去除范围到正常甲皱襞高度边缘。

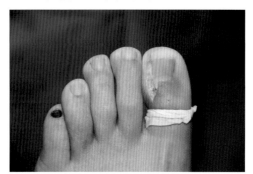

E.注意甲母质外侧角一定要完全清除，否则残留甲母质外侧角可产生纤细的甲板，形成甲刺。

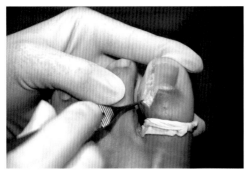

F.检查甲母质外侧角是否清除完毕。甲母质外侧角为白色致密组织，切除时可直接切到骨面。

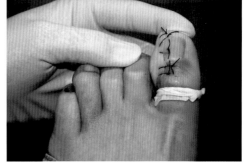

G.予以缝合。在甲板缝合时可使用半褥式缝合（从上到下第3针），即在褥式缝合时，在皮肤上出针后，不再从皮肤进针，而是直接到甲下，从甲板腹侧穿透甲板向上出针，在甲板上打结。这样可以使甲板在周围甲皱襞之上，不再嵌入周围组织。

图5-4-11　切除甲母质外侧角治疗嵌甲

如需切除外侧甲母质时，注意一定要将甲母质角清除干净，否则残留的甲母质可能继续产生甲板形成甲刺（图5-4-12）。所以，在切除甲母质时如有残留可疑的白色致密组织应一并切除。术后抬高患肢，减少肿胀，疼痛严重时可以服用止痛药。术后72 h尽量减少运动。去除甲母质也可使用化学法和电切除法。

4. 鱼嘴切除（Howard Dubois procedure）　主要用于远端嵌甲。方法是在远端嵌甲前5 mm

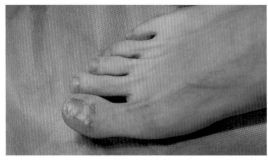

处，切除1个宽5 mm的月牙形缺损，并向两侧延续，直到侧面甲皱襞外5 mm处（图5-4-13）。

图5-4-12　甲母质外侧角未完全切除形成甲刺

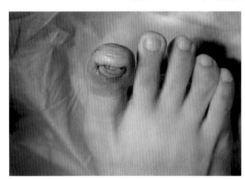

A.远端嵌甲，甲板远端被增生隆起的组织墙阻挡。两侧甲板外侧角也有嵌入。

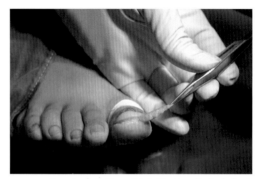

B.予以鱼嘴切除，深达骨面，去除多余脂肪组织。将两侧创缘向中间牵拉，以确定去除组织量是否足够。

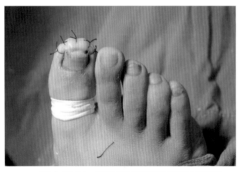

C.缝合即刻，可以看见远端组织墙消失，两侧甲板外侧角露出。

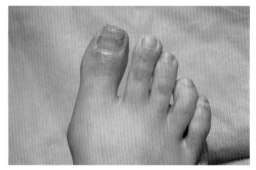

D.1个月后复诊，甲板游离缘生长越过远端组织，嵌甲症状消失。

图5-4-13　鱼嘴切除

　　切除可以从一侧近端甲皱襞外侧5 mm处开始向远端运刀，到甲板远端时，距甲板远端5 mm，再向另一端侧面甲皱襞运刀。第二刀在第一刀远端以下5 mm，两侧逐渐缩窄，在侧面甲皱襞5 mm处合并，形成鱼嘴样切口。可用止血钳将上下创缘对合，以判断去除的组织是否足够，再进行缝合。如果发现切除5 mm宽的皮条不够，可以在下侧的切口下方加切最多3 mm皮条，再尝试将切口进行缝合。切除后组织量减少，远端增生升高的组织墙可变低或消失，利于甲板长出。

　　5．U形切除（super U）　　主要是将甲周肥厚组织全部切除。该治疗避免了切除甲母质和甲床，易于操作，但术后创面恢复时间较长。主要适用于侧面甲皱襞和远端甲皱襞明显肥厚，但

甲病临床病理 图谱
Atlas of Clinic and Pathologic Onychology

甲板无明显横向弯曲的嵌甲。手术的方式是将侧面甲皱襞和远端甲皱襞切除一个U形的组织缺损，再予以二期愈合（图5-4-14）。

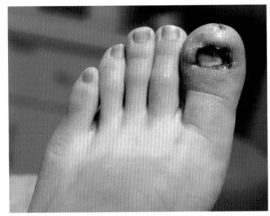

A.嵌甲伴周围组织红肿增生、肉芽组织生成、脓液分泌。

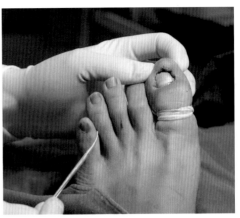

B.局部麻醉后上止血带。由于两侧甲板外侧角也嵌入甲皱襞，所以选择super U法。该例患者特殊之处是切除三侧肥厚甲皱襞后，为减少复发的可能性切除了部分甲母质外侧角。

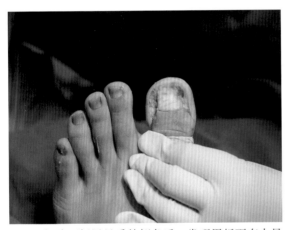

C.切除两侧甲母质外侧角后，发现甲板下有大量肉芽组织，予以远端拔甲后，切除肉芽组织。

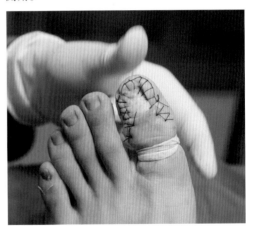

D.缝合近端甲皱襞，创面边缘予以连续闭锁缝合，减少出血。

图5-4-14　U形切除法

（四）钳状甲

钳状甲（piner nail）的病因和临床表现见第二章，本章介绍钳状甲的手术治疗。钳状甲的治疗原则是缓解甲板的横向过度弯曲，手术步骤包括：全拔甲；去除甲母质外侧角；如存在骨疣者去除骨疣；将甲床从趾骨上分离；将甲床分为两个皮瓣；去除部分侧面甲皱襞等。文献报道的方法较多，包括Haneke法、Suzuki法、Fanti法、Kosaka法、Shin法、Altun法等，每种方法都是上述各操作步骤的不同取舍和排列组合。笔者将以上方法稍加改良，取得良好的效果（图5-4-15）。对常见的术式总结见表5-4-2。

表5-4-2　钳状甲手术方法总结

	Haneke	Suzuki	Fanti	Kosaka	Shin	Altun	Jung	笔者的方法
全拔甲		√	√	√		√	√	√
切除甲母质角	√		√		√			√
去除可能存在的骨疣	√	√	√	√		√	√	√
将甲床游离切为两部分	√	√	√					
将甲床游离形成皮瓣				√		√	√	√
去除侧面或远端甲皱襞		√			√			√
特殊						真皮瓣插入两侧甲沟	甲板远端行锯齿皮瓣	分离甲床为皮瓣时不分离最中央部分

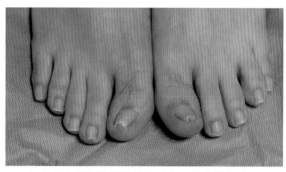

A.患者双侧踇趾甲板横向过曲，考虑钳状甲。

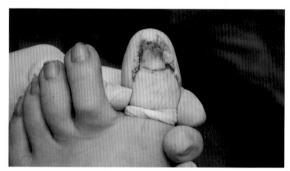

B.切除两侧甲皱襞，两侧切除的宽度为预计甲床重铺后甲床的宽度。

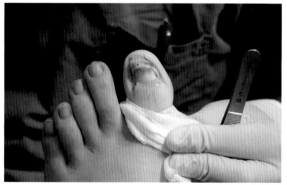

C.将甲床从趾骨表面分离，保留甲床近端中间与骨的连接，增加甲床的存活概率。如有骨疣，需咬除。

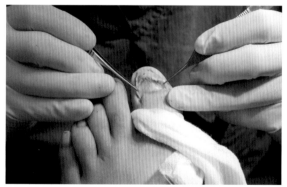

D.甲床平铺，边缘与切除侧面甲皱襞后留下的边缘缝合。

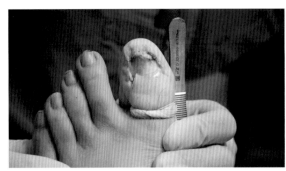

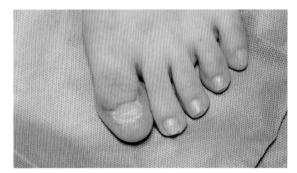

E.用可吸收线缝合甲床与甲皱襞，形成新的甲沟和甲床。

F.术后3个月，甲板长出，甲板曲度正常。

图5-4-15　钳状甲的手术方法

第五节 ┃ 外侧沟角化过度和瓣甲

外侧沟角化过度（horn of the lateral sulcus）和瓣甲（double little toenail）容易出现在第5趾的外侧。瓣甲与遗传有关，表现为第5趾甲板分为两半（图5-5-1），出现时更易引起外侧沟角化过度。

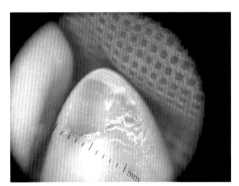

图5-5-1　瓣甲与外侧沟角化过度

外侧沟角化过度常见于女性，尖头鞋和高跟鞋常导致第5趾与鞋内侧壁摩擦，使甲板周围和甲床都出现角化过度。通常这种角化是良性的，无特殊症状，但少数病例可形成角化突起甚至皮角，摩擦或压迫时会引起疼痛。

手术应该纵行切除角化皮损，瓣甲引起症状者，可将外侧瓣甲去除，不需要切除近端甲皱襞和甲母质。创面可使用直接缝合或水平褥式缝合闭合，也可选择二期愈合，一般无须植皮和皮瓣修复。术后注意避免穿不合适的鞋、尖头鞋和高跟鞋。

第六节 ┃ 垂直生长甲

垂直生长甲（vertical implantation of the toenail）较少见，常表现为第5趾甲板向上垂直生长。除了外观，患者常常因趾甲挂袜子尤其是女性常穿的丝袜而求医。治疗需将甲板连同甲母质全部切除，甲母质外侧角需切除干净，以免形成甲刺（图5-6-1）。

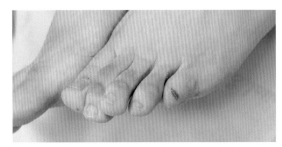

图5-6-1 垂直生长甲

第七节 ┃ 外伤甲变形的手术治疗

甲外伤（nail injury）导致的甲母质损伤，易形成瘢痕而影响甲板的生成，部分可以通过手术改善。治疗原则是充分暴露并切除瘢痕后，对甲母质进行对合，甲母质瘢痕缩小后甲板畸形可以得到改善（图5-7-1）。

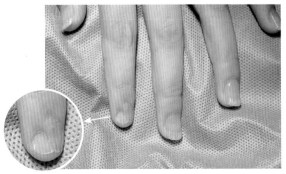

A.患者左手示指外伤后形成瘢痕，甲板分为两部分。

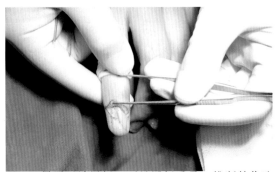

B.暴露近端甲板，可见甲板重叠，推断外伤造成甲母质瘢痕或重叠。

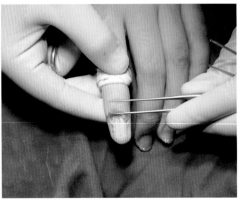

C.切除瘢痕，并将甲母质用细的可吸收线缝合（6-0薇乔）。

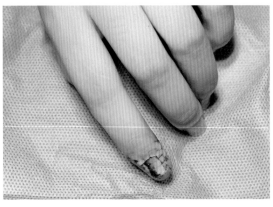

D.甲板部分回植。

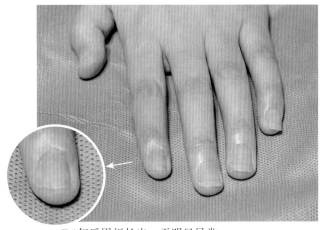

E.1年后甲板长出，无明显异常。

图5-7-1 甲外伤后畸形的手术治疗

第八节 | 植入性表皮囊肿与甲刺

植入性表皮囊肿（implantation epidermoid cysts）与甲刺（spicule）是嵌甲矫正术后的常见并发症。指（趾）穿通伤等原因导致表皮进入皮下组织也可以引起植入性表皮囊肿，主要表现为表皮囊肿，生长缓慢，可伴发疼痛。甲刺常由于甲母质外侧角清除不彻底所致。植入性表皮囊肿与甲刺可同时出现。手术治疗可以沿原手术切口切开、分离囊肿和甲刺及其下的残留甲母质，彻底切除（图5-8-1）。

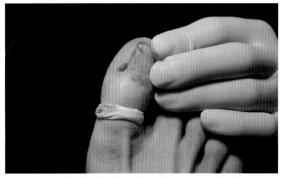

A.患者接受院外嵌甲手术后3个月，甲皱襞出现一甲刺。

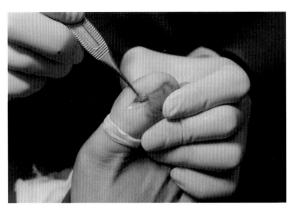

B.向根部分离，找到根部残余甲母质。

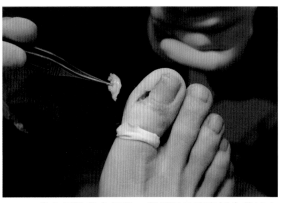

C.完全切除残余组织，病理显示该病例合并植入性表皮囊肿。

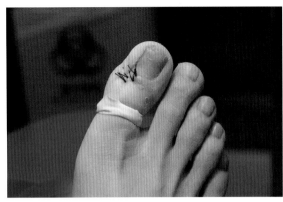
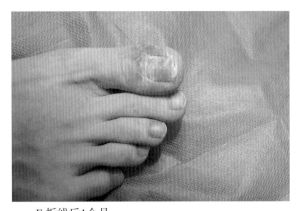

D.缝合创面。   E.拆线后1个月。

图5-8-1　植入性表皮囊肿与甲刺的手术治疗

第九节 ┃ 甲床下组织填充

在部分甲床手术中（如甲下血管球瘤摘除），瘤体取出后，甲床下常留有空腔。为避免空腔积血及愈合不良，可取侧面甲皱襞切口处一块皮下脂肪填入空腔，减少空腔积血及愈合不良的可能（图5-9-1）。

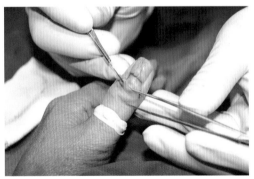
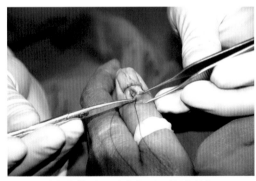

A.较大的血管球瘤，近端甲板掀起后暴露甲母质，可见瘤体位置。　　　　　B.剥离瘤体后，甲床留下一深大缺损。

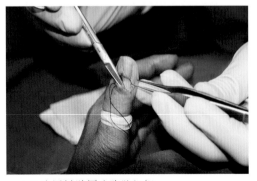
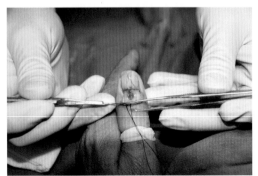

C.取甲皱襞周边脂肪组织。　　　　　D.填充缺损，再予缝合，利于创面愈合也避免创面形成血肿。

图5-9-1　脂肪组织填充创面

第十节 | 急性甲沟炎脓肿排脓

急性甲沟炎常可继发于外伤，特别是撕扯甲皱襞逆剥，脓肿形成后因脓腔压力较大，患者疼痛明显，切开引流，压力减小后疼痛可迅速缓解。之后局部使用碘附消毒和外用抗菌药物，一般可以痊愈，较少病例需要全身使用抗生素（图5-10-1）。

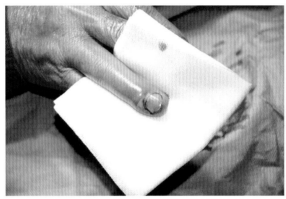

A.患者因撕扯、逆剥造成近端甲皱襞处脓肿，疼痛明显。

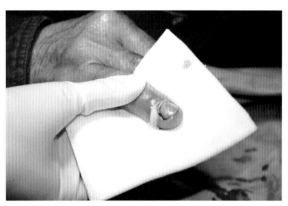

B.用11号尖刀片从近端切开脓肿壁，脓液量一般大于外观所见脓肿大小。

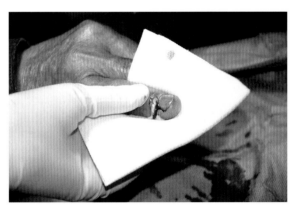

C.挤压近端甲皱襞直到脓液排空，鲜血流出。

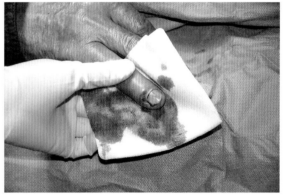

D.碘附或乙醇消毒，局部压迫。外用抗生素软膏，一般无须口服抗生素。

图5-10-1 急性甲沟炎引流

参考文献

［1］BARAN R. Baran & Dawber's Diseases of the Nails and their Management［M］. Hoboken：Wiley-Blackwell，2019：825-895.

［2］RICH P. An Atlas of Diseases of The Nail［M］. New York：Taylor & Francis e-Library，2005：146-155.

［3］RICHARD K S. Nails：Diagnosis·Therapy·Surgery［M］. Saunders：Elsevier，2005：265-308.

［4］薛斯亮，梅蓉，武丹，等.全拔甲后甲板回植及部分拔甲与传统全拔甲术的对比评价［J］.四川大学学报（医学版），2017，48（1）：151-153.

［5］薛斯亮.甲部手术技巧［J］.皮肤科学通报，2018，35（04）：376，479-487.

［6］文正永，薛斯亮.黑素细胞来源纵行黑甲的临床特点及手术治疗的初步研究［J］.中国美容医学，2018，27（08）：20-23.

［7］薛斯亮，杨洁，吕熙.藻酸钙敷料对甲手术创面愈合的临床研究［J］.四川大学学报（医学版），2018，49（04）：652-655.

［8］XUE S.Ropivacaine for modified tangential excision of nail matrix［J］.Dermatol Ther，2019，32（3）：e12889.

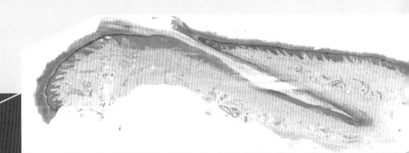

第六章

常见非肿瘤性甲病
Common Non-neoplastic Nail Diseases

目前已有相对完备的分类体系从不同的角度对甲病进行分类。例如：根据年龄，甲病可分为儿童甲病及老年性甲病；根据部位，可分为手或足部甲病；根据病因，可分为感染性甲病或肿瘤性甲病、先天性或获得性甲病等。某些甲病在皮肤科门诊工作中不易见到，如透析患者的对半甲，接受化疗的肿瘤患者的出血性甲分离等。本章把相对常见的、具有一定代表性的非肿瘤性甲病归纳到一起，做一简要介绍。由于在各种皮肤病学专著中均有关于常见甲病的病因及治疗方面的介绍，因此本章主要介绍这些疾病的临床特点。为了叙述方便，我们引入核心甲体征和伴随甲体征两个概念。核心甲体征指具有诊断特异性的甲体征；伴随甲体征指该疾病可以出现，但对诊断价值有限的甲体征。

第一节 | 甲扁平苔藓

《Bolognia皮肤病学（第四版）》提及成年人皮肤扁平苔藓的发病率为0.2%～1%。四川大学华西医院皮肤科2018年及2019年皮肤病理活检确诊皮肤黏膜扁平苔藓患者与门诊就诊患者频次比例分别为0.499‰和0.404‰；甲扁平苔藓有时病理改变特异性不高，确诊需要临床与病理结合及长期随访观察，故发病率统计更困难。笔者2020年1—12月随访的资料相对完整的50例甲扁平苔藓患者中：2例（4%）病变累及甲周以外部位；所有患者同时有多个甲受累，其中26例（52%）20甲均受累，若仅单甲受累，应行活检排除肿瘤等其他疾病，特别是表现为糜烂溃疡皮损时；36例（72%）出现近端甲皱襞皮肤瘙痒。

临床特点

1. 甲板变薄、纵向裂纹、远端开裂、甲板变短和胬肉是核心甲体征。

2. 胬肉（pterygium）在希腊语中意为翅膀，是源于甲母质及其上方近端甲皱襞的炎症。这两个结构融合形成瘢痕，近端甲皱襞呈V形突入甲床，瘢痕在甲母质中央时，甲板分为两半。

3. 伴随甲体征：累及近端及侧缘甲皱襞时可表现为甲周皮肤红斑、紫红色丘疹和慢性甲沟炎；累及甲母质时出现甲脱失、匙状甲、甲凹点、粗面甲、甲半月红斑、纵行红甲、纵行黑甲、黄甲和白甲等；累及甲床时出现甲分离、甲下角化过度、甲床角化性肿物、帐篷征等。

4. 笔者发现超过1/3甲扁平苔藓患者（19/50例）足甲有典型纵向裂纹或胬肉。其他体征有明显甲板增厚及甲异色，如呈黄色，像黄甲综合征，但患者指甲表现仍为甲纵纹。

5. 粗面甲和人为因素导致的甲板毁损可导致甲扁平苔藓鉴别诊断困难。儿童粗面甲患者在未获活检结果前，无法确诊甲扁平苔藓。有些患者在就诊前认为自己的甲病为"灰指甲"，故用各种方式去除甲板，以期达到治疗目的；严重剔甲癖可导致甲板全面毁损、缺失，可能被误判为甲扁平苔藓。脓疱型银屑病恢复过程中可出现甲纵纹。

6. 少数累及多个系统的疾病（如先天性角化不良）可出现类似甲扁平苔藓的甲体征，但该病有皮肤黏膜三联征：网状色素沉着、甲萎缩和黏膜白斑，幼年出现甲纵嵴、纵裂及翼状胬肉，甚至甲完全缺失。移植物抗宿主病、药疹及系统性淀粉样变亦可出现类似甲扁平苔藓体征。

7. 溃疡型甲扁平苔藓表现为皮肤糜烂溃疡、渗液、甲缺失、胬肉。

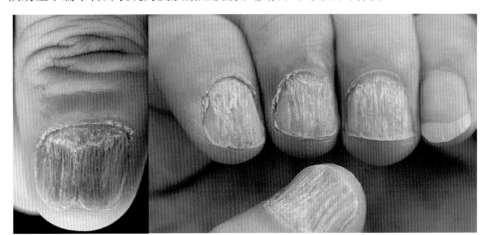

图6-1-1　甲扁平苔藓①

甲板变薄、纵向裂纹、远端开裂、匙状甲。

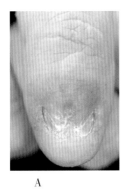　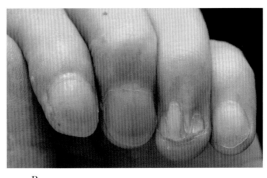

A　　　　　　　　　　　B

图6-1-2　甲扁平苔藓②

A、B.胬肉。

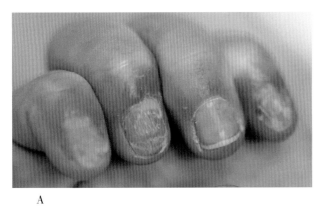　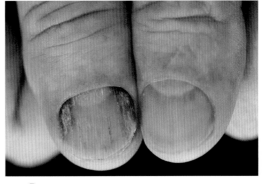

A　　　　　　　　　　　B

图6-1-3　甲扁平苔藓③

A.甲周广泛红斑。B.绿甲及慢性甲沟炎，即甲小皮缺失，甲皱襞与甲板间凹沟加深，刺激物及病原微生物易进入甲袋。

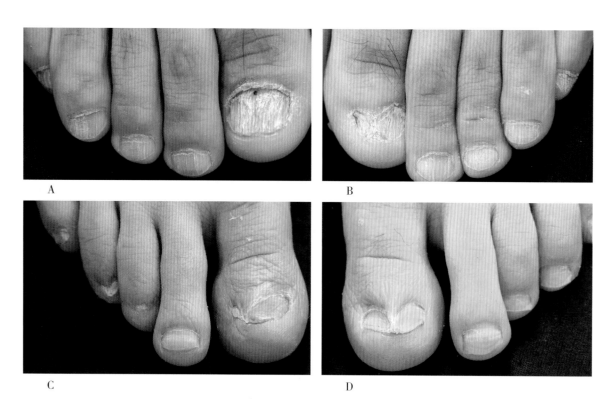

A

B

C

D

图6-1-4　甲扁平苔藓④

A、B：足甲典型纵向裂纹。C、D：胬肉。

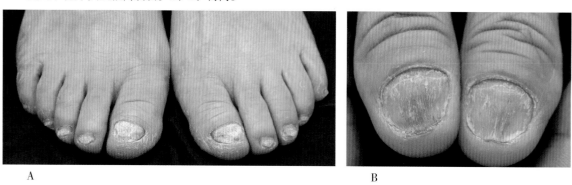

A

B

图6-1-5　甲扁平苔藓⑤

A、B.甲板增厚，呈黄色，但指甲表现仍为甲纵纹。

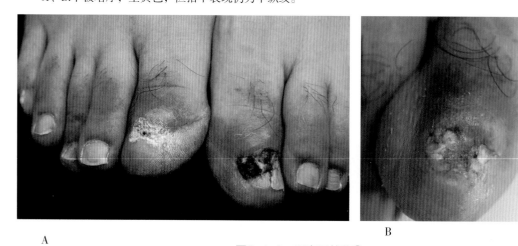

A

B

图6-1-6　甲扁平苔藓⑥

A、B.手足大指/趾甲部分甲板缺失，甲床可见溃疡、鳞屑、血痂，甲皱襞红斑。

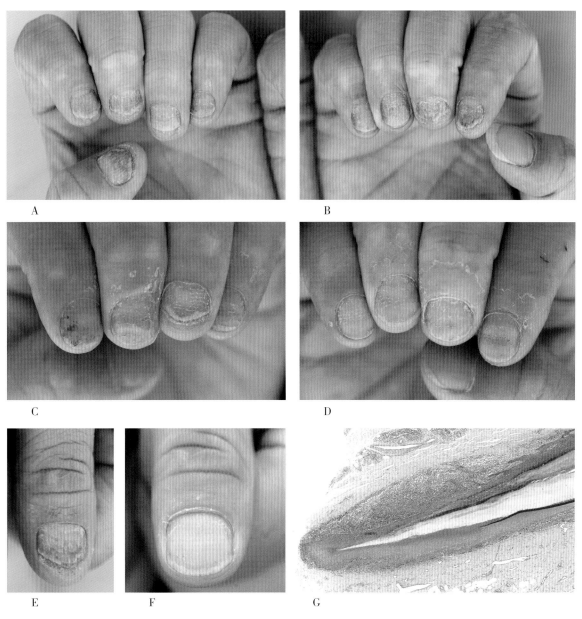

E F G

图6-1-7　甲扁平苔藓⑦

　　甲板粗糙，不透明，经甲病理活检及随访观察确诊甲扁平苔藓。A、B、E为治疗前；C、D、F为治疗后；G为组织病理图片，可见近端甲母质背侧上皮基底层液化变性，真皮浅层淋巴细胞带状浸润。

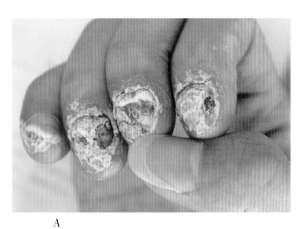

A

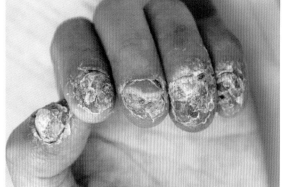

B

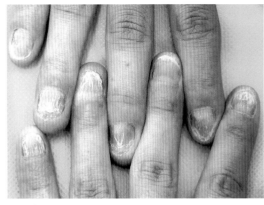
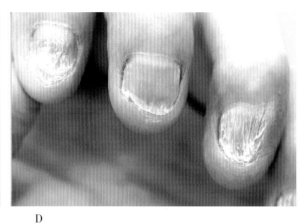

C   D

图6-1-8　脓疱型银屑病

脓疱型银屑病恢复过程中出现甲纵纹。

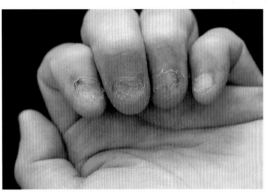
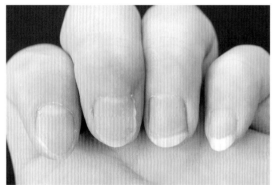

A   B

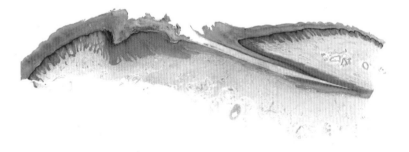

C

图6-1-9　剔甲癣

A.剔甲癣导致部分甲板毁损，可能导致误诊甲扁平苔藓。B.停止损甲行为，未用任何药物，甲板恢复。C.病理示真皮内无明显炎细胞浸润，甲床上皮增生。

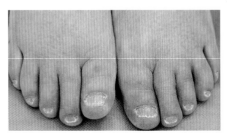
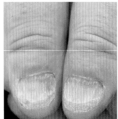
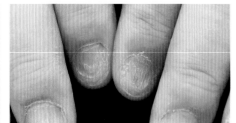

图6-1-10　系统性淀粉样变

系统性淀粉样变患者出现甲纵纹、甲板变薄。

第二节 ｜ 甲线状苔藓

线状苔藓是一种相对少见的良性、自限性线状皮病，病因不明，沿Blaschko线分布。累及甲的线状苔藓通常出现于3~10岁儿童。皮损表现为线状分布褐色或肤色苔藓样丘疹，有时表现为色素减退斑，沿肢体分布，一直到近端甲皱襞。线状苔藓数年后可自发消退，但也有常年不消退的病例，且有甲母质破坏后胬肉形成的报道。

临床特点

1. 累及半侧甲单位的甲板变薄、纵向裂纹、远端开裂是核心甲体征。

2. 通常仅累及一个手指，大拇指多见。

3. 皮损可于甲改变之前或之后出现，有时可能仅有甲改变而无皮损。

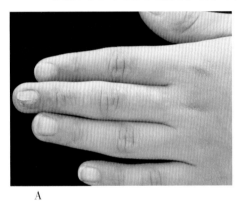
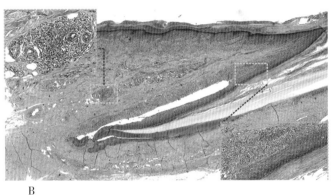

图6-2-1 甲线状苔藓

A. 甲板中央远端开裂、甲分离，手指背侧皮肤线状排列肤色扁平斑丘疹。B.甲线状苔藓病理：除了界面皮炎与苔藓样皮炎外，汗腺周围有淋巴细胞浸润。

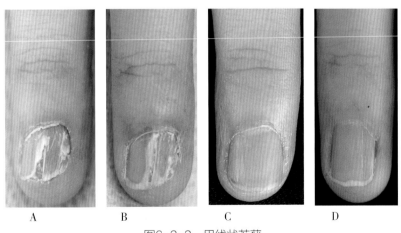

图6-2-2 甲线状苔藓

A、B.半侧甲板纵向裂纹、远端开裂，随访2个月无明显改变。C.随访17个月，甲板完全恢复正常。D.随访21个月时甲板再次出现纵向裂纹。

第三节 | 甲银屑病

银屑病是一种常见的慢性炎症性皮肤病，50%以上患者累及甲［《Bolognia皮肤病学（第四版）》］，当皮损和甲损害并存时诊断不难，有时要考虑是否合并甲真菌病。5%～10%的银屑病患者病变仅累及甲单位（《Baran甲病学》），此时诊断可能有困难。

临床特点

1. 甲分离伴内侧边缘红斑及甲下角化过度是成年寻常型银屑病患者手指甲的核心甲体征，是病变累及甲床的表现。

2. 甲凹点和油斑是皮肤科医生熟知的银屑病甲改变，但是对于存在诊断困难的成年甲银屑病患者，这两个体征的诊断价值有限。甲凹点可见于银屑病患者，但也可出现在甲母质轻度炎症改变的甲病中，类似点状白甲或点状甲板脱屑的改变在银屑病患者中比较常见。

3. 伴随甲体征 累及近端甲皱襞及侧面甲皱襞时可出现甲周红斑鳞屑及慢性甲周炎样表现，即甲皱襞肿胀、甲小皮缺失、甲皱襞和甲板之间沟槽；累及甲母质时出现甲板凹点、横向凹陷、甲Beau's线、甲板增厚、白甲、甲半月红点、甲碎屑化、粗面甲等；累及甲床时出现裂片状出血等。

4. 脓疱型银屑病通常不难诊断，但在初期可能仅表现为甲分离，需仔细观察才能发现微小脓疱，甚至通过甲活检才能发现微脓疡形成。脓疱型银屑病恢复期间可出现类似甲扁平苔藓的脆甲症样表现，甲板多条纵纹，此时如果不是连续观察随访患者，诊断不易。严重的脓疱型银屑病可能导致甲的永久性毁损，甲母质破坏，甲板缺失，甚至有骨吸收。

5. 严重的甲银屑病可能与关节病型银屑病相关。约一半甲银屑病患者可伴有疼痛。

6. 趾甲银屑病往往缺乏特征性的改变，须通过真菌检查排除甲真菌病后才能考虑诊断。真菌检查阳性时不除外合并甲银屑病的可能。

7. 儿童甲银屑病甲板病变更为多见，但也有以甲分离为主要表现者。详细询问家族史及对其家属的皮肤专科查体可能有助于诊断。

8. 甲银屑病患者初期可能仅有甲分离表现，其他体征都不明显，询问病史（包括家族史）、皮肤专科查体（包括头皮及外阴等皮肤皱褶部位）及长期随访观察有助于诊断。

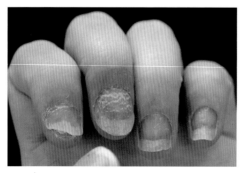
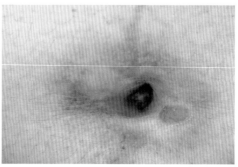

A   B

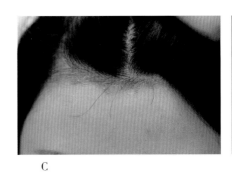

C

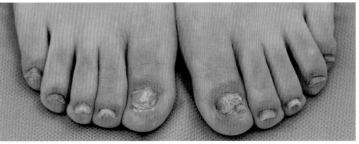

D

图6-3-1　甲银屑病①

　　A.手指甲甲分离伴甲板内侧边缘红斑（箭头所示），甲下角化过度，甲板表面碎屑化，近端甲皱襞红斑。B、C.脐部及发际线红斑鳞屑。D.足甲甲板明显增厚，甲下角化过度，甲板曲度增大，呈黄褐色及黑色。

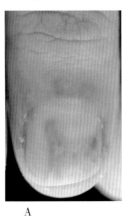

A

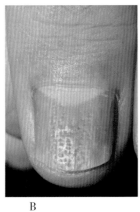

B

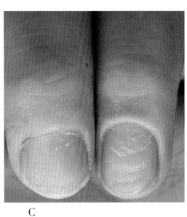

C

图6-3-2　甲银屑病②

　　A.油斑。B.甲凹点。C.甲凹点及多条甲横线。

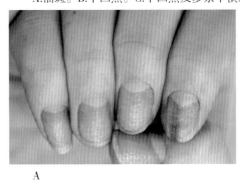

A

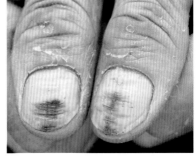

B

图6-3-3　甲银屑病③

　　A.轻度粗面甲，纵行黑甲。B.多条甲横线。

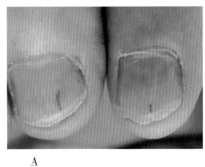

A

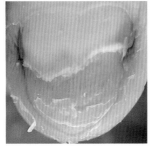

B

图6-3-4　甲银屑病④

　　A.裂片状出血。B.剪去分离甲板可见纵向血管纹路。

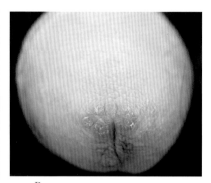

A

B

图6-3-5 甲银屑病⑤

A.甲分离，类似白甲的表现。 B.患者伴有龟头红斑鳞屑。

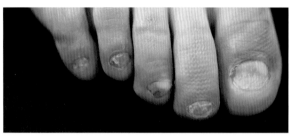

图6-3-6 儿童甲脓疱型银屑病

甲板近端多发脓疱。

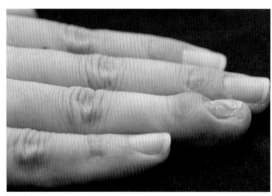

A

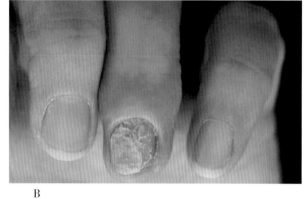

B

图6-3-7 关节病型银屑病

右手无名指末端指关节肿胀，部分甲板缺损（A.侧面观 B.正面观）。

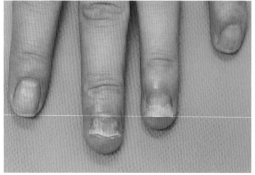

A

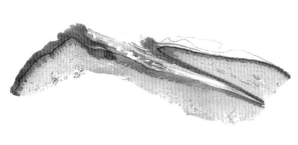

B

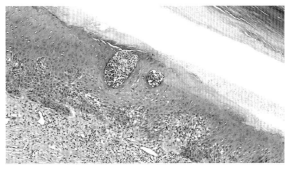

C

图6-3-8　甲银屑病⑥

A.临床表现为甲分离。B.病理全景。C.甲床上皮棘层上方中性粒细胞微脓疡。

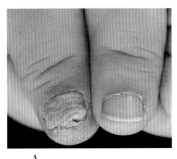

A

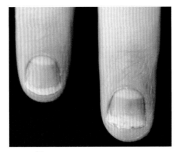

B

图6-3-9　儿童甲银屑病

A.甲板增厚呈黄色，表面鳞屑，甲床及甲周红斑鳞屑。B.甲分离及甲下红斑。

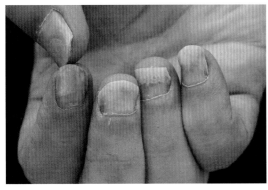

A

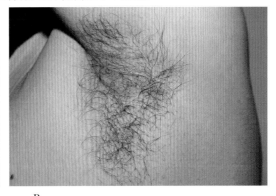

B

图6-3-10　甲银屑病⑦

A.甲表现主要为甲分离。B.皮损为腋下红斑鳞屑。

第四节 ▎脓疱性角化不全

脓疱性角化不全（parakeratosis pustulosa），又称为Hjorth-Sabouraud disease，此术语仅用于儿童甲病患者。好发于5～7岁女孩，通常累及单甲。脓疱性角化不全与脓疱型银屑病及连续性肢端皮炎可能属于同一疾病谱。

临床特点

1. 单侧大拇指或示指末端指节出现湿疹样改变伴有银屑病样甲损害。

2. 甲周皮肤改变包括红斑鳞屑、水疱及脓疱。所有银屑病甲改变均可出现，如甲板增厚、远端甲分离、甲下角化过度、甲凹点、Beau's线、甲异色。

3. 病程慢性，可逐渐自愈，也可能发展为脓疱型银屑病，所以此病可能是脓疱型银屑病的一种亚型。

4. 鉴别诊断　习惯性吮指，往往不会仅累及单个手指；但若有吮指习惯应仔细排查有无细菌或真菌感染。单个甲细菌感染，更常见于足部，病程短，可有红、肿、热、痛表现。甲真菌病，多以甲板黄厚及甲分离为主要表现，甲真菌检查有助于鉴别。

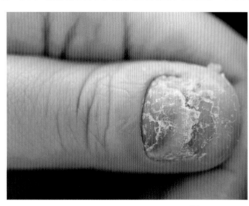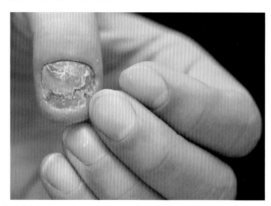

图6-4-1　脓疱性角化不全

患者女，7岁，左手大拇指红斑、鳞屑及脓疱5年，无损甲行为。大拇指甲床红斑鳞屑伴部分甲板毁损。

第五节 ｜ 斑秃甲改变

斑秃患者可有甲改变，累及甲的斑秃患者，儿童比成年人多见。

临床特点

1. 呈矩阵分布的甲凹点，凹点规则、小而浅表，是核心甲体征。

2. 斑秃患者甲改变呈多样化。如粗面甲，甲面粗糙，好像是用砂纸沿纵轴摩擦甲板后的结果。甲板不透明，纵向裂隙和小鳞屑。可伴有反甲和甲小皮肥厚。其他体征包括Beau's线、脱甲症，都是甲母质受累的表现。

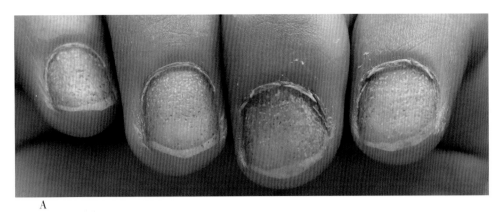

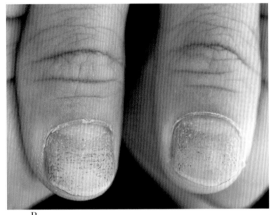
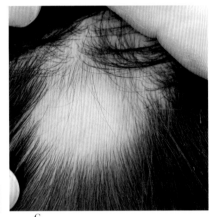

图6-5-1　斑秃甲改变①

A、B.呈矩阵样分布的甲凹点。C.斑状脱发。

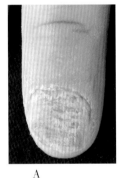
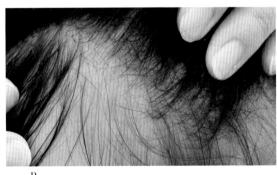

图6-5-2　斑秃甲改变②

A.粗面甲。B.斑状脱发。

第六节 | 损甲癖

损甲癖可以根据患者的损甲行为方式不同细分成许多种类，较常见的为咬甲癖（nail biting / onychophagia）和剔甲癖（onychotillomania，也有译作"拔甲癖"），分别为以牙齿和手作为损伤甲的工具，两者并不截然分开，而是可以出现在同一患者身上。除此之外还有习惯性吮指症（finger sucking /thumb sucking）、咬甲癖（onychodaknomania）、剔甲周癖（perionychotillomania）、习惯性刺激变形/习惯性抽搐畸形（habit tic nail deformity，habitual deformity）、剪甲癖（onychotemnomania）、挫甲癖（onychoteiromania）、指甲磨损综合征（盆状甲）、半月形甲分离等。这些疾病的临床表现主要为甲板损害和甲周炎症，由于致病原因和临床表现彼此之间有重叠，笔者将其统称为损甲癖。

一、咬甲癖

好发于儿童、青少年。成年人往往不会主动提供病史，因甲黑线就诊。当咬甲癖患者出现慢性渗液和疼痛时，X片检查是必要的。咬甲小皮可使甲周疣从一个指甲传染到另一个指甲。

临床特点

1. 短甲伴甲周鳞屑和痂。

2. 甲板远端外周被咬掉，导致甲板变短，远端边缘不规则，甲下皮和甲床显露出来。甲周组织创伤，导致皮肤破损和出血。

3. 近端甲皱襞的机械压力可导致甲母质损害，出现Beau's线和甲板表面异常，可诱导甲母质黑素细胞活化，产生黑素或出现纵行黑甲。

4. 远端甲的机械损伤导致甲床毛细血管损伤从而出现裂片状出血。

5. 仔细检查单发的纵行黑甲：伴发皮损及临床病史可帮助确认由于甲母质创伤导致黑素细胞活化从而导致黑甲。

二、习惯性刺激变形/习惯性抽搐畸形

该疾病是患者会无意识用示指抓或者掐大拇指（也有其他手指）的近端甲皱襞，导致近端甲皱襞和甲小皮以及其下方甲母质机械损伤。患者没有意识到自身行为会导致甲损害。

甲中线营养不良，其甲改变与习惯性刺激变形相似。习惯性刺激变形从诱发因素角度命名，临床表现以大拇指纵向凹陷伴多条Beau's线为主要特征，但可以有其他临床表现；而甲中线营养不良以形态学命名，在病因上可为外伤、皮肤疾病等非自身损甲行为导致。Heller中央管状甲营养不良，其临床表现为甲板中央纹路呈倒置的冷杉树样，可能由外伤诱发，也不排除自身行为因素，而纹路形成则可能与甲板不同位点的生长速度有关。

临床特点

1. 甲板中央多条平行横向裂纹，最常见于大拇指。

2. 机械损伤可导致甲母质黑素细胞活化出现纵行黑甲。

3. 甲小皮近端到沟槽缺失或上抬，甲周皮肤鳞屑或痂壳。

4. 多个甲可同时受累。

5. 反复创伤可使甲半月增大。

6. 患者会否认，但是当转移注意力时会不自觉开始剔甲。

三、剔甲癖

这是一种严重的心理疾病，甲改变可能是诊断心理疾病的线索。患者不断剪切破坏指甲，用各种不同的工具，但往往否认这一行为，但是会提到甲生长不正常需要修甲或挫甲。

临床特点

1. 奇怪的甲板异常伴随血痂。

2. 成年人或老年人。

3. 甲板变短变薄，边缘可有纵向裂隙，甚至完全缺失。

4. 伴有纵行黑甲和裂片状出血。

5. 甲周组织和暴露的甲床可见皮肤变薄，有伤痕、鳞屑、糜烂、血痂。

四、习惯性吮指症

几乎所有婴儿都吮手指，通常是大拇指，从而得到心理安慰。长时间暴露于唾液可导致甲周组织的浸渍和刺激性接触性皮炎、甲小皮破坏、甲沟炎。本病常见于1～3岁儿童，往往由家长发现患儿一个甲板异常。儿童慢性甲沟炎，由于唾液的刺激和浸渍导致，而非念珠菌感染。

临床特点

1. 手指远端刺激性皮炎。

2. 大拇指最常受累，呈慢性甲沟炎和甲板异常（Beau's线）。

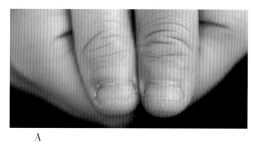 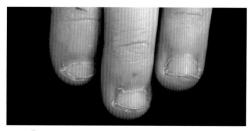

A B

图6-6-1 咬甲癣①

A、B.甲变短，边缘不规则。

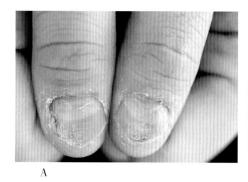 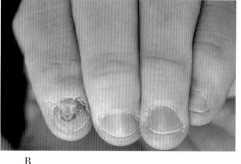

A B

图6-6-2 咬甲癣②

A、B.甲板破坏。

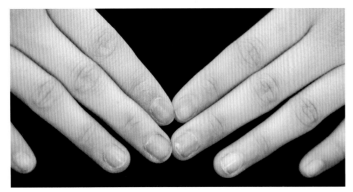

图6-6-3　咬甲癣③

甲板色素沉着及远端局灶性甲分离。

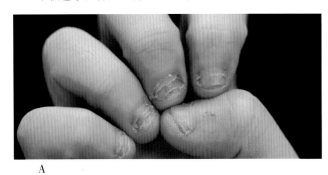

A

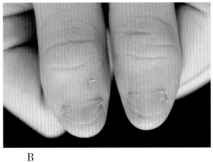

B

图6-6-4　咬甲癣④

A、B.甲层裂。

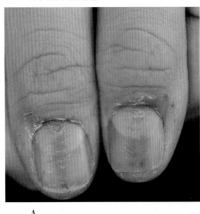

A

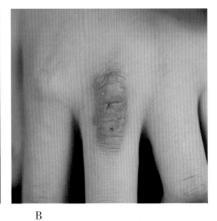

B

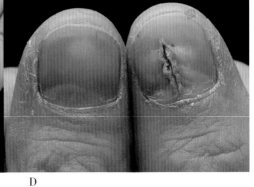

C　　　　　　　　　　　　　　　　　　D

图6-6-5　习惯性刺激变形与甲中线营养不良

　　A.大拇指甲板中央多条横向平行沟纹，甲周脱屑。B.伴有手背摩擦性苔藓样变。C.罕见有因为反复刺激双侧手无名指甲皱襞导致的习惯性刺激变形。D.甲中线营养不良：甲板中线纵沟及杉树征。

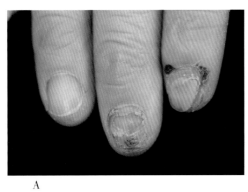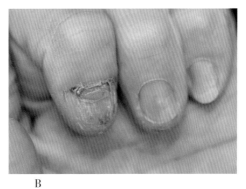

A B

图6-6-6 剔甲癖

A、B.甲板破坏，甲周血痂，甲分离。

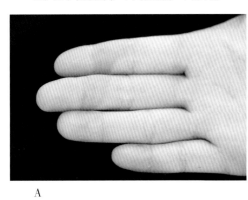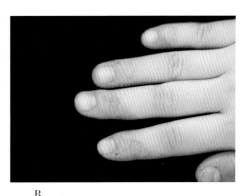

A B

图6-6-7 习惯性吮指

A、B.甲周境界清楚红斑，少量脱屑。

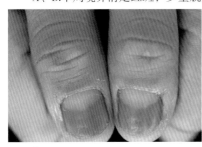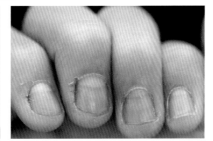

A B

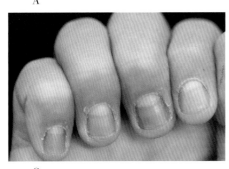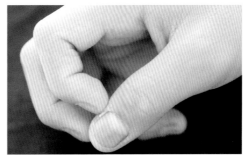

C D

图6-6-8 剔甲周癖

A、B、C、D.患者反复摩擦甲周皮肤，导致甲周红斑鳞屑，甲病色素沉着，并因甲板色素沉着就诊。

第七节 ┃ 甲周疣

甲周疣是由人乳头瘤病毒导致的，发病率仅次于甲真菌病的甲感染性疾病。好发于儿童及青少年，甲组织创伤和浸渍有利于病毒感染。咬甲癖、职业（屠宰业）、免疫功能低下都是易感因素。泛发皮损可能癌变，所以对于顽固皮损可能需要活检明确是否癌变。

临床特点

甲周角化粗糙丘疹斑块，或赘生物，可伴有疼痛。

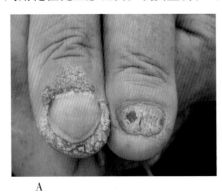
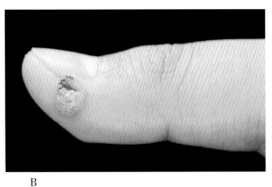

A   B

图6-7-1　甲周疣

甲周和甲下角化丘疹及斑块。A.透析患者同时患有甲周疣及甲真菌病。B.甲周赘生物伴出血。

第八节 ┃ 甲真菌病

甲真菌病是最常见的甲病，由皮肤癣菌、酵母菌及其他非皮肤癣菌类真菌侵犯甲板、甲床所致，临床主要表现为：甲板浑浊增厚、甲分离及甲下角化过度、甲异色、甲板毁损及甲板脱落等。不同专著中有各种版本的分类方式，大体上可简单分为4类。①远端外侧甲下型/远端侧位甲下型（distal and lateral subungual onychomycosis，DLSO）：最常见。②白色浅表型（superficial white onychomycosis，SWO）：真菌从甲板表面侵入，位于甲板浅层。③近端甲下型（proximal subungual onychomycosis，PSO）：真菌从甲小皮角质层侵入，好发于免疫受损的宿主。由红色毛癣菌导致的被认为是AIDS的表现，但也见于其他免疫功能低下患者。④其他型：如甲板内侧型、全甲毁损型、念珠菌性甲床炎及甲沟炎。患者可同时出现2种及以上类型甲改变。

诊断甲真菌病应该基于临床标准和真菌学检查，必要时可行皮肤活检协助诊断。

临床特点

1. 远端外侧甲下型　甲板呈黄白色、甲板增厚、甲板毁损、甲分离及甲下角化过度等。通常由皮肤癣菌导致，累及单侧或双侧大足趾，可发展至多个足甲受累，后期可有手指甲受累。累及双足甲及单侧手甲者，称为双足单手综合征。单个手指甲受累罕见。

2. 白色浅表型　多见于足甲，通常仅表现为数个甲上的小白点。足趾间足癣是常见并发症。非皮肤癣菌、霉菌导致的白色浅表型甲真菌病表现为深在和宽阔的甲板受累。甲板广泛呈白色和不透明。

3. 近端甲下型　少见，表现为近端甲呈白色，累及单个甲，通常是足甲。真菌通过近端甲皱襞到达近端甲板的腹侧。

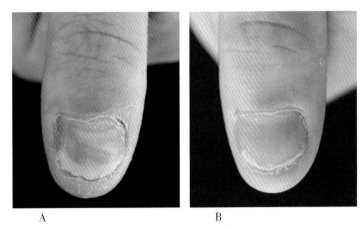

A   B

图6-8-1　甲真菌病①

远端外侧甲下型，累及单个手指，治疗前（A）、后（B）对照。

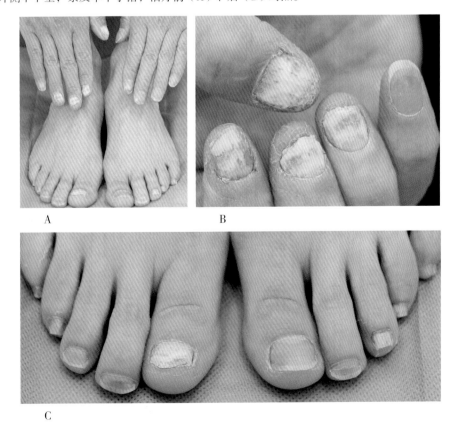

A   B

C

图6-8-2　甲真菌病②

A、B、C.单手双足甲板呈黄白色，甲下角化过度。

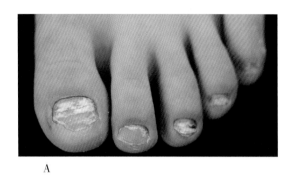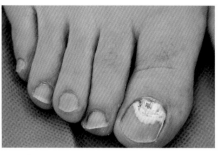

A   B

图6-8-3　甲真菌病③

A.白色浅表型，部分甲板表面呈黄白色。B.皮肌炎患者合并近端甲下型甲真菌病，近端甲板部分缺损，甲板呈黄白色。

第九节 ｜ 慢性甲沟炎

慢性甲沟炎这个术语很容易让人联想起急性甲沟炎细菌感染的表现，但其实它是指近端甲皱襞的慢性炎症，由机械因素和化学创伤以及微生物感染联合导致，与局部慢性刺激、接触过敏等因素密切相关。慢性甲沟炎被认为是手部皮炎的一种，成年妇女多见，而甲银屑病可出现典型的慢性甲沟炎。发病机制：疾病发生的第一步是甲小皮受损。机械因素包括修甲去除甲小皮、咬甲癖咬甲小皮；化学创伤包括过度浸泡在水中导致甲小皮的浸渍。一旦甲小皮缺失，近端甲皱襞就会形成袋状间隙，水、化学物质和微生物就会渗入，呈炎症状态。位于近端甲皱襞下方的近端甲母质出现炎症伴角化异常，从而导致甲板表面异常。念珠菌常常定植在近端甲皱襞，可能导致炎症反应，产色素的细菌可在近端甲皱襞下和受损害的甲板上增生，导致甲异色，如铜绿假单胞菌导致的甲异色。

临床特点

近端甲皱襞红肿，甲小皮缺失，可有甲板表面改变。

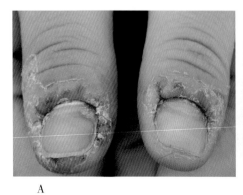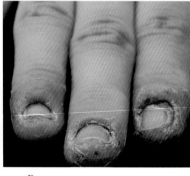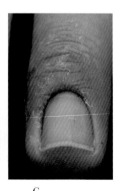

A   B   C

图6-9-1　慢性甲沟炎

A、B、C近端甲皱襞明显肿胀，甲小皮缺失，甲板表面灶性碎屑化。

第十节 | 绿甲

绿甲并非单纯的甲呈现绿色，而是指在甲分离或慢性甲沟炎的基础上，由于铜绿假单胞菌产生色素而使甲呈现绿色。因此，绿甲不是一种独立的疾病，只是甲分离或慢性甲沟炎的一种表现。绿甲独特的临床表现，可能导致误诊、误治。

出现墨绿色的色素常被误判为黑色素来源的色素沉着，引起临床医生的担心，用放大镜或皮肤镜仔细检查甲单位可以区别两者。

诊断绿甲后，系统抗生素最常被使用。实际上，这种治疗是不需要的，因为铜绿假单胞菌的定植可通过针对原发甲病的局部治疗而得到治愈。

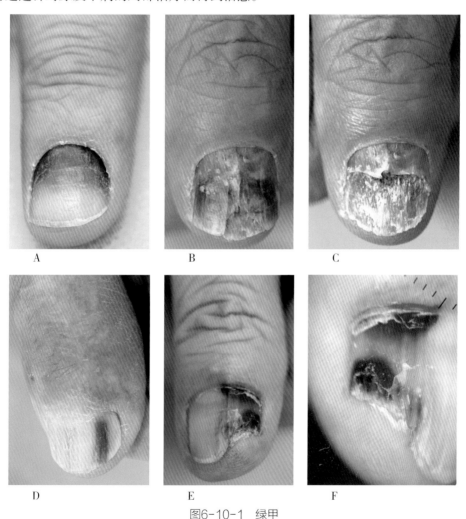

图6-10-1 绿甲

A.男，50岁，右手中指甲板呈墨绿色2个月，发病前曾搬运"霉玉米"。右手中指甲板近端呈墨绿色，甲板表面不平整，甲小皮缺失，近端甲皱襞少许鳞屑。B、C.剪去病甲甲板之后，可见甲床表面为淡绿色。D.左手大拇指甲板绿色条带。E、F.左手大拇指甲板呈墨绿色1年。甲下角化过度。皮肤镜下墨绿色更为明显。

说明：这里有四位患者，A，（B、C），D，（E、F）。

第十一节 | 药物引起的甲周炎及化脓性肉芽肿

　　甲常常由于系统用药而出现改变，甲改变严重时，患者可能被迫中止治疗。对药物副作用的充分了解及可能的预防和治疗措施有助于增加患者对治疗的依从性。引起甲周炎和甲周化脓性肉芽肿的药物包括维A酸、抗逆转录病毒药、表皮生长因子受体抑制剂（如西妥昔单抗、吉非替尼、埃罗替尼、帕尼单抗）、甲氨蝶呤等，其中表皮生长因子受体抑制剂引起的甲改变通常出现于用药后1~3个月。

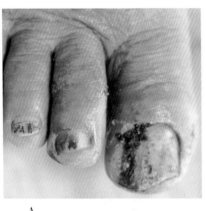 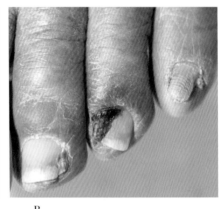 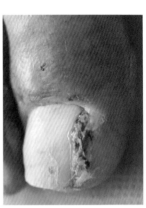

A　　　　　　　　　　　　　　　　B　　　　　　　　　　　　　　　　C

图6-11-1　药物引起的甲周炎及化脓性肉芽肿

　　A.一右下肺中低分化腺癌患者，肿瘤侵及胸膜伴骨转移。半年前开始口服吉非替尼。右足出现甲周红、肿、痛。B.患者左肺上叶中分化腺癌，术后化疗后胸膜转移。2016年4月开始行厄洛替尼药物治疗，出现化脓性肉芽肿及痂。C.肺癌患者，2019年7月开始行吉非替尼治疗，2个月后出现足甲周化脓性肉芽肿及嵌甲。

第十二节 | 先天性厚甲症

　　先天性厚甲症是由角蛋白6A、6B、6C、16、17基因突变导致的一种常染色体显性遗传性疾病，可累及甲单位、掌跖皮肤、皮脂腺、口腔黏膜及牙齿。

临床特点

甲床角化过度，甲板增厚及甲板横向曲径增大。

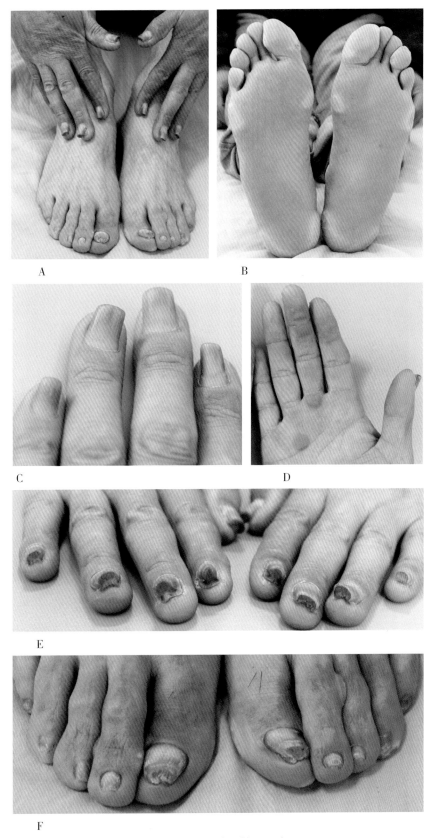

A   B

C   D

E

F

图6-12-1　先天性厚甲症

　　患者男，51岁。四肢甲板增厚伴掌跖角化30年，其父亲和爷爷，以及4个兄弟中2人出现同样症状，其子8岁开始出现同样症状，2个侄儿有同样症状。A~F.患者四肢甲板增厚，甲板横向曲径明显增大，掌跖皮肤角化性斑块。

第十三节 ┃ 红甲

　　红甲（erythronychia）意译为带状红甲可能更为准确，临床特点为甲板呈现红色纵行条带。多种疾病均可导致红甲，如毛囊角化症、慢性家族性良性天疱疮、扁平苔藓、血管球瘤、淀粉样变、甲乳头状瘤、鲍温病和甲下疣状角化不良瘤等。毛囊角化病的带状红甲往往是多发性的。

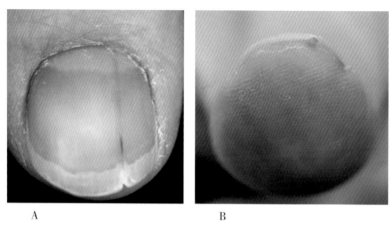

A　　　　　　　　　　　B

图6-13-1　红甲①

　　A、B.大拇指甲板红色条带，甲板游离端"V"形缺损。

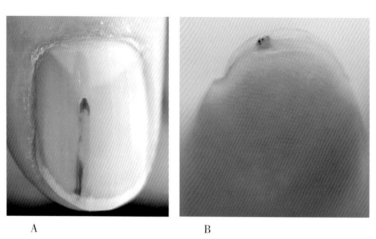

A　　　　　　　　　　　B

图6-13-2　红甲②

　　患者女，32岁，因"双下肢结节性红斑"于皮肤科就诊，发现左手大拇指甲板红色条带4年，无自觉症状。

　　A、B.左手大拇指甲板红色条带。

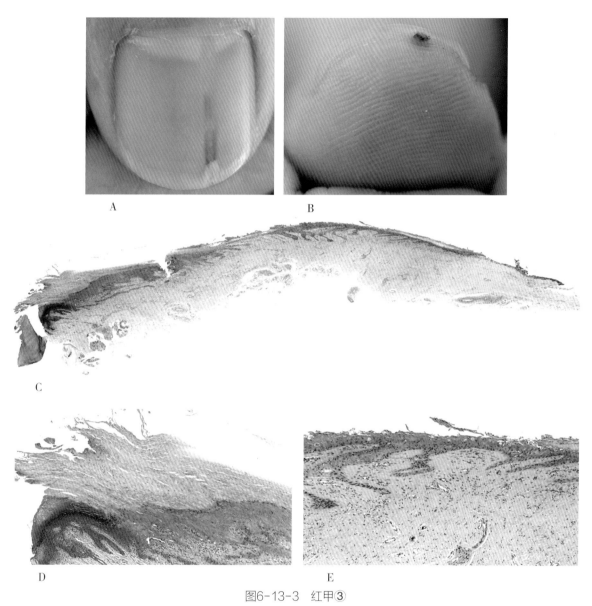

图6-13-3 红甲③

患者女，29岁，右手大拇指甲板红色条带伴疼痛3年。A、B.临床表现：右手大拇指甲板红色条带。C、D、E.患者组织病理检查示甲下皮与甲床交界处角化不全柱，但未发现文献所描述的甲乳头状瘤的甲床呈乳头瘤样增生、甲生发带增厚、角化以及甲床上皮的甲母质化。

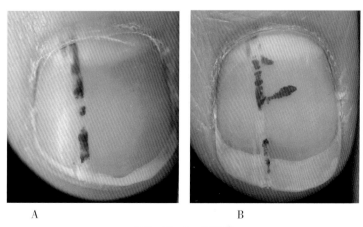

图6-13-4 红甲④

患者女，5岁，右手无名指甲板双红色条带1年半，无自觉症状，之前有可疑外伤史（被篮球碰撞）。随访中甲下出血导致的红线出现分支。A.甲板红色条带。B.红线出现分支。

第十四节 ┃ 匙状甲

匙状甲（spoon nail，koilonychia）又名反甲，既可为独立疾病，也可为一种甲体征。临床特点为甲板呈现凹面匙状。幼儿足趾甲出现匙状甲属于生理现象，最终可自行恢复。成年人匙状甲原因众多，如严重缺铁、系统性淀粉样变、长期接触刺激物或洗涤剂。甲扁平苔藓、甲银屑病及粗面甲中均可出现匙状甲。

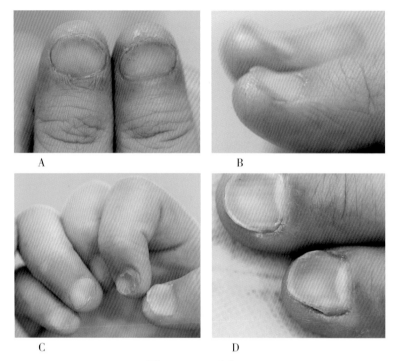

图6-14-1 匙状甲

A、B、C.患者女，7岁。双手指甲甲板呈匙状，甲皱襞轻度红斑脱屑，甲游离缘不平整，有损甲行为。血常规、免疫学及关节超声检查均无异常发现。D.患者男，45岁，右手示指及中指匙状甲1年。

第十五节 ┃ 白甲

白甲（leukonychia）的成因非常复杂，有不同的分类方式，广泛使用的分类方法中将其分为3种：真白甲（true leukonychia）、明显白甲（apparent leukonychia，也称表象性白甲）和假白甲（pseudoleukonychia）。简而言之，真白甲是甲母质病变导致的甲板异常；明显白甲甲板透明，病变在甲板下方；假白甲也是甲板异常，但不是甲母质导致的，主要为甲真菌病的白色浅表型。实际工作中白甲分类可能比较困难，因为肉眼往往难以区分病变的位置，点状白甲与甲板脱屑不易区别；甲分离与明显白甲有时不易区分，两者可为因果关系。

·真白甲成因包括：甲板角质纤维结构重组；远端甲母质角化异常导致甲板腹侧出现角化不全细胞，角化不全细胞中光的衍射导致甲板不透明、呈白色。真白甲可分多种类型：点状白甲，由创伤所致，常见于儿童；带状白甲，可由多种原因造成，除了修甲和鞋子创伤所致，还见于砷和铊中毒以及系统疾病；全白甲，可能由于PLCD1基因、GJA1基因或GJB2基因突变导致，可伴耳聋、指节垫及掌跖角化；部分白甲可为全白甲的早期或某些疾病的表现，也可为特发性。真白甲甲板表面正常，甲板不透明，呈白色。

·明显白甲成因包括：甲下角化过度和甲分离；甲板下方组织结构异常。明显白甲可因压迫而消退，其甲板保持透明，常由药物和系统疾病所致，包括Terry甲、Lindsay甲和Muehreke甲等。

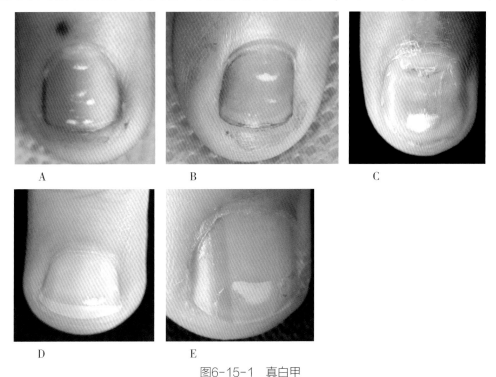

图6-15-1 真白甲

A、B、C、D.点状白甲。E.点状白甲合并纵行黑甲。

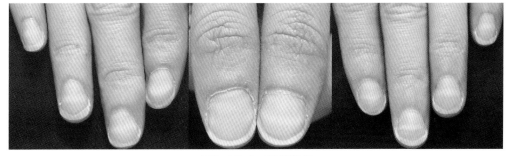

图6-15-2 带状白甲

双手十指均出现带状白甲。

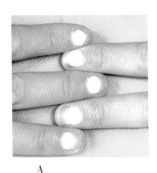
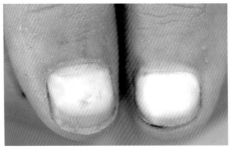

A   B

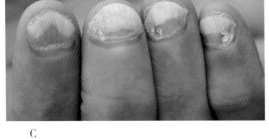

C

图6-15-3　明显白甲

A、B.多个手指白甲面积超过50%。C.银屑病甲分离导致白甲。

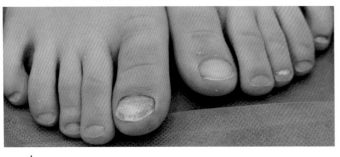
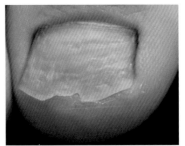

A   B

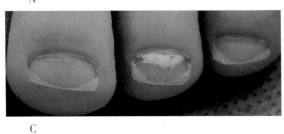
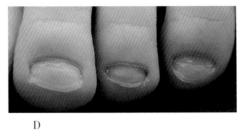

C   D

图6-15-4　假白甲

A、C.儿童甲真菌病累及踇趾及中趾。B、D.外用药物治疗1个月后，白甲消失，踇趾也有一定程度好转。

第十六节 | 甲下出血

甲下出血常见，患者往往是担心恶性黑色素瘤而前来就诊。甲下出血使甲呈现不同形状的深红色至褐色改变。裂片状出血也非常常见，为甲远端红色至黑色纵线。这种出血的形状是由于甲床毛细血管呈纵向分布，产生的原因主要为外伤或疾病（如银屑病）。如果近端出现裂片状出血要警惕心内膜炎、抗心磷脂抗体综合征等疾病。

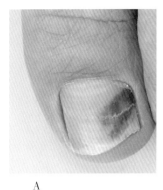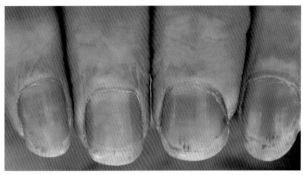

A   B

图6-16-1　甲下出血

A.外伤后甲下出血。B.患者右手多个指甲出现远端裂片状出血。

第十七节 ｜ 摩擦性黑甲

摩擦性黑甲（frictional melanonychia）是常见的足甲疾病，表现为成年人第4趾及第5趾甲板因摩擦呈灰黑色或棕黑色。

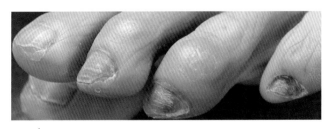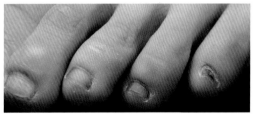

A   B

图6-17-1　摩擦性黑甲

足第4趾及第5趾甲板呈褐色。

第十八节 ｜ 甲分离

甲分离（onycholysis）是一种常见的甲体征，加上前缀，即为一种独立的甲病名称，如特发性甲分离、创伤性甲分离。特发性甲分离是指排除鞋子所致创伤、皮肤疾病或者药物因素之后，甲板与甲床分离的现象。手指的创伤性甲分离有两个主要诱因：长期以手作为工具，用指甲去掰东西，长此以往，甲板与甲床的黏合丧失；另一个诱因是为了美观或者清洁目的，用牙签等尖锐的器具去清理甲远端游离缘与甲床之间的空间。作为体征出现的甲分离，最常见于甲银屑病和甲真菌病，其他甲病如甲扁平苔藓等亦可出现。银屑病导致的甲分离，常伴有其他症状，如分离甲板内侧边缘红斑、凹点及其他甲板表面异常，甲下角化过度。有时甲银屑病的表现仅有甲分离。以甲分离甲板内侧缘的线条形态（平顺或呈"过山车"状）及是否伴有甲下角化过度来推断甲分离的原因不一定可靠。

临床特点

1. 特发性甲分离好发于中年妇女，可伴发手部慢性接触性皮炎，优势手症状更明显。甲板与甲床从远端开始分离，甲板呈白色或黄白色，可伴有脆甲症及慢性甲周炎的表现。

2. 使用尖锐器具导致的创伤性甲分离，可呈现角度锐利的分界线。

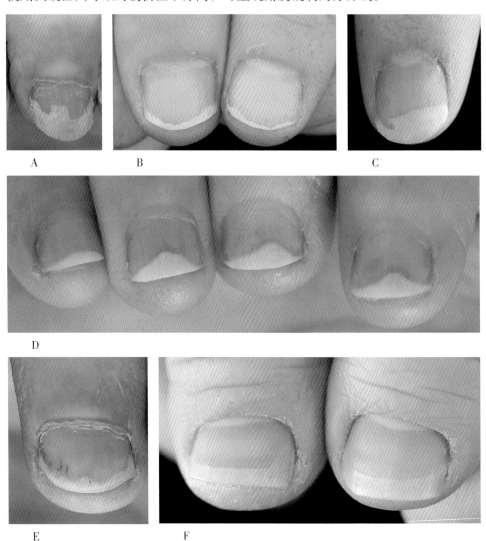

图6-18-1　不同形态的甲分离

A.过山车型。B.平顺型。C.直线型。D.三角形。E.银屑病患者甲分离伴有裂片状出血。F.创伤性甲分离。分离界线角度锐利，为患者用锐器清理甲下污垢所致。

第十九节 ｜ 粗面甲

粗面甲（trachyonychia），也被称为甲粗糙碎裂或砂纸样甲，累及全部甲时也称为二十甲营养不良（twenty-nail dystrophy），是近端甲母质炎症所致。斑秃、扁平苔藓、银屑病和特异性皮炎均可导致粗面甲，出现概率以斑秃较常见。其他可能的原因包括寻常型鱼鳞病、寻常型天疱疮等。不伴任何疾病的粗面甲称为特发性粗面甲。粗面甲在儿童更常见，疾病好发年龄为3~12岁，成年人也可发生。手甲比足甲更易受累。粗面甲这个概念边界比较模糊，有时与脆甲症有交叉重叠。

临床特点

1. 甲板粗糙、不透明。

2. 可伴有甲板变薄、表面碎裂及远端开裂，还可伴反甲及甲小皮角化过度。

3. 粗面甲可分为两种类型：①砂纸样甲，甲面粗糙无光泽，有规则平行分布的细小条纹形成的纵嵴；②光泽粗面甲，有沿纵线排列的小凹点。这两种类型可见于同一患者。

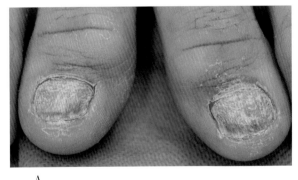
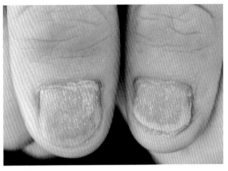

A

B

图6-19-1　粗面甲①

A、B.儿童粗面甲，未做甲活检。甲板增厚浑浊，表面粗糙。

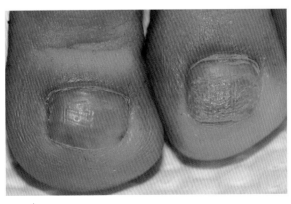
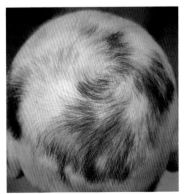

A

B

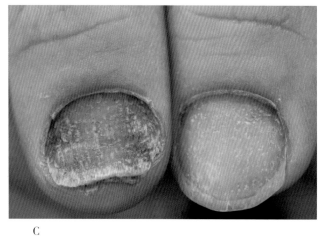
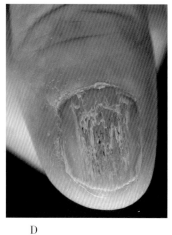

C   D

图6-19-2　粗面甲②

A、B.斑秃伴粗面甲。C.儿童银屑病表现为粗面甲。D.甲扁平苔藓表现为纵嵴，是粗面甲，亦可称脆甲症。

第二十节 ｜ 系统疾病甲损害

系统疾病可累及甲单位，本节展示一例Cronkhite-Canada综合征的甲损害。Cronkhite-Canada综合征是一种罕见的、获得性、病因不明的综合征，多见于中老年人，特征为非家族性胃肠道息肉伴腹泻、低蛋白血症、体重下降。皮肤表现为色素沉着，片状或弥散性脱发及甲改变。

临床特点

1. 典型甲改变为近端变薄及软化的甲板，颜色为白色至黄色或棕黑色，边缘增厚或呈嵴状甲板。

2. 可有甲分离、反甲和复发性脱甲症。

3. 不论在病情活跃期或消退期，甲板均可部分或完全自行重生。

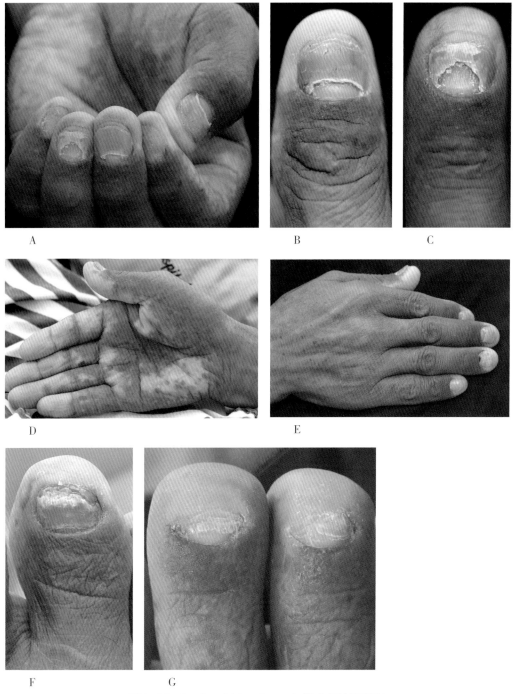

图6-20-1 Cronkhite-Canada综合征的甲损害

A、B、C.手指近端变薄及软化的黄色甲板，脱甲症。D.手掌色素沉着。E.手背弥漫性及点状色素沉着。F、G.足甲层裂。

第二十一节 ｜ 随访录

大多数甲病都呈现慢性病程，需要临床医生做好甲病的慢病管理工作，定期记录患者的临床表现及治疗反应。本节编写的目的是通过对不同时期患者皮损的观察记录，加深对甲病临床表现的认识。

一、甲扁平苔藓

系统使用糖皮质激素是一线治疗，可肌内注射、口服或局部注射。

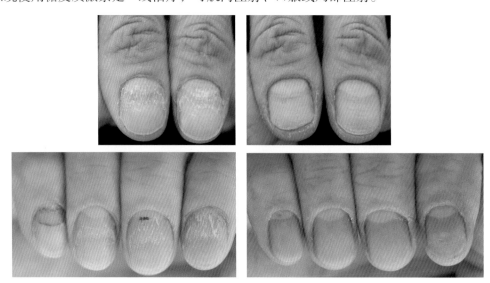

图6-21-1 甲扁平苔藓治疗3个月

复方倍他米松注射液1 mL，肌内注射，每月1次。

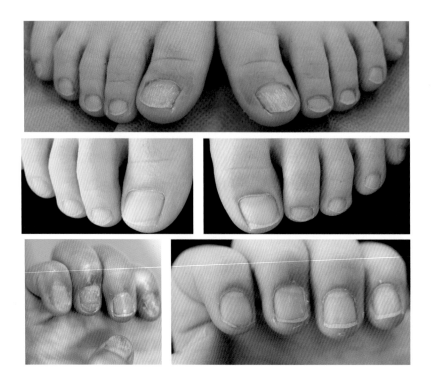

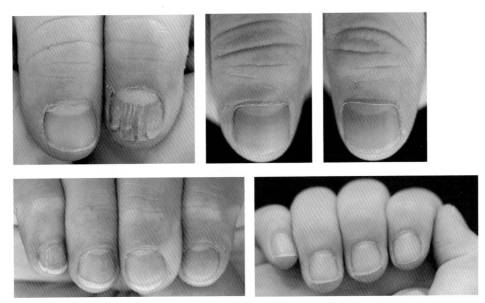

图6-21-2　儿童甲扁平苔藓治疗9个月

甲基泼尼松龙片，12 mg/d，递减至2 mg/d，隔日1次。

二、甲银屑病

治疗困难，需根据患者情况制定个体化方案。系统用药包括维A酸、甲氨蝶呤、环孢素、生物制剂；局部用药有卡泊三醇、糖皮质激素等。

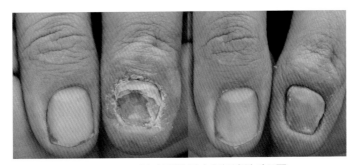

图6-21-3　脓疱型银屑病甲损害治疗5周

阿维A 20 mg/次，每晚1次。

三、儿童斑秃合并甲改变

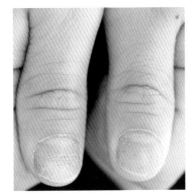
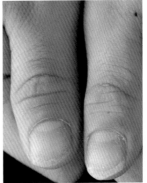

图6-21-4　儿童斑秃合并甲改变治疗2个月

复方甘草酸苷片，1片/次，3次/天；卤米松外用，每晚1次，封包，起效后逐渐延长外用药物间歇期。

四、习惯性刺激变形

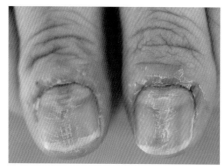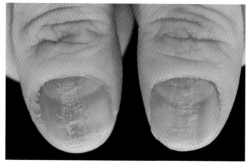

图6-21-5　习惯性刺激变形治疗8个月

停止损甲行为，患者间断外用新适确得（卤米松三氯生），封包。

五、甲银屑病所致甲分离及甲下角化过度

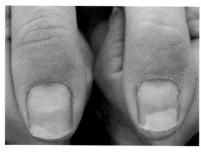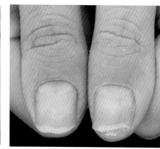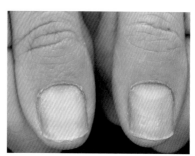

图6-21-6　甲银屑病所致甲分离及甲下角化过度治疗2个月

剪去分离病甲，暴露甲床，卡泊三醇搽剂外用，2次/天。

第二十二节 ｜ 炎性甲病的组织病理学基础

说明：因为甲板太硬，切片机无法切割，而目前我们还不能软化甲板，故所有炎性甲病的甲活检标本都去除了大部分甲板。靠近甲母质的近端甲板较软，可保留在标本中。甲板病变是甲母质区受损所致，它的临床表现有特点，可提示诊断，但其病理表现缺乏特异性，所以去除远端甲板不会对炎性甲病的诊断造成困扰。

一、甲单位解剖结构在HE切片中的对应情况

在炎性甲病的侧缘纵向活检组织病理切片中可见到且界线清楚的结构有：**背侧近端甲皱襞、甲小皮、腹侧近端甲皱襞、背侧甲母质、甲母质顶端、腹侧甲母质、甲床、甲下皮、远端甲皱襞和甲板**。常常被提及的结构还有近端甲母质和远端甲母质，以及甲真皮带（也称为甲皮肤连接带）。甲半月处透过甲板可见部分为远端甲母质，被甲皱襞遮盖的那部分则为近端甲母质，两者在HE切片上却无法找到分界点。甲板远端游离缘有一浅色窄带，即甲真皮带，是甲床

上皮与甲板分离后，与甲下皮相连的区域。

近端甲皱襞由甲周皮肤反折形成，分为背侧与腹侧，其上皮结构与正常皮肤表皮相同，**背侧近端甲皱襞**有表皮突，**腹侧近端甲皱襞**比较平坦。近端甲皱襞背侧和腹侧的夹角处，表皮角质层增厚，并向甲板上方延伸出一小段，称为**甲小皮（甲护皮）**，由它密封近端甲皱襞和甲板连接处。

背侧甲母质仍有争议。大多数近端甲皱襞腹侧靠近甲母质顶端处的微小区域没有颗粒层，称为背侧甲母质。在高倍镜下，这些细胞与真正的甲母质细胞是不一样的，它们更像甲床上皮细胞：既不具有颗粒层，也没有甲发生层。

腹侧甲母质有特化的上皮，基底部分为嗜碱性，浅表部分为嗜酸性。后者在剥离甲板时会黏附在甲板上。基底层细胞从最初狭长纵立到立方形，最后呈扁平嗜酸性，细胞核变小，色加深，最后消失，形成甲细胞。甲母质区的基底层细胞往往为多层。甲细胞几乎不着色，所以在HE切片上为浅色，其中常常有细胞核残留。甲母质上皮没有颗粒层。

腹侧近端甲皱襞和甲母质区组成**近端甲沟**，甲板居中，这个区域对解读炎性甲病的病理改变非常重要。

甲床上皮无颗粒层，与甲母质一样经历甲鞘角化。相较腹侧甲母质和甲下皮，甲床上皮更薄。甲鞘角化与毛鞘角化异曲同工，都是指表皮棘层不经过颗粒层，突然角化为角质层。甲床和甲母质表皮出现颗粒层均为病理性的，会导致甲分离。

甲下皮与皮肤结构一致，可见一向下凹陷，称为远端甲皱襞。

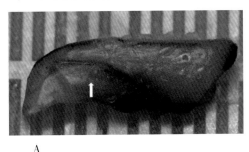 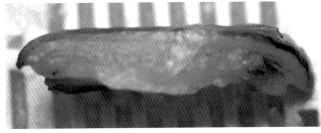

A   B

图6-22-1　福尔马林固定的甲活检标本

A.去除大部分甲板的位置。B.标本侧面观。

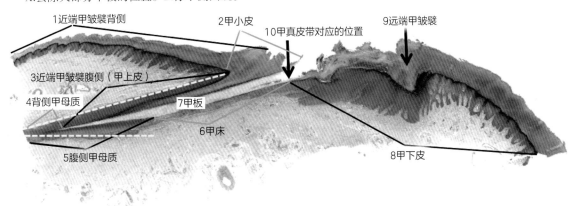

图6-22-2　纵行甲活检的低倍观

1近端甲皱襞背侧，2甲小皮（甲护皮），3近端甲皱襞腹侧（甲上皮），4背侧甲母质，5腹侧甲母质，6甲床，7甲板，8甲下皮，9远端甲皱襞，10甲真皮带对应的位置（甲床上皮和甲下皮交界带）。腹侧近端甲皱襞和甲母质区组成近端甲沟（虚线所围半封闭区）。

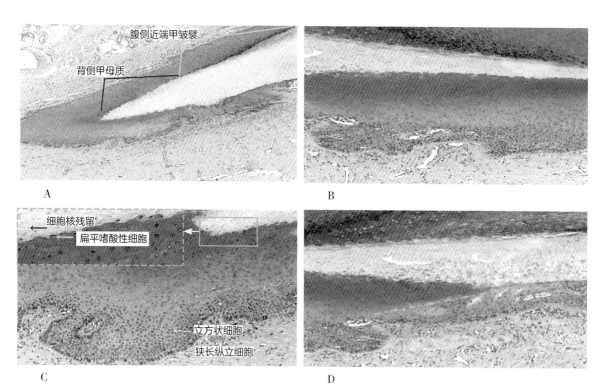

图6-22-3 甲母质

A.腹侧近端甲皱襞有颗粒层。无颗粒层的上皮为背侧甲母质。B.腹侧甲母质有特化的上皮，基底部分为嗜碱性，浅表部分为嗜酸性。C.腹侧甲母质细胞形态演变。D.甲母质与甲床的斜行分界线。

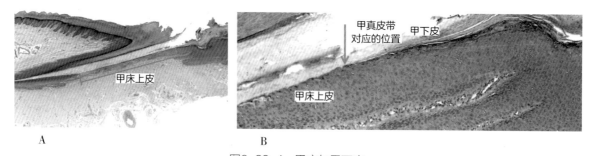

图6-22-4 甲床与甲下皮

A.甲床上皮无颗粒层，比腹侧甲母质和甲下皮更薄。B.甲床上皮无颗粒层到出现颗粒层（甲下皮）的分界区称为甲真皮带。

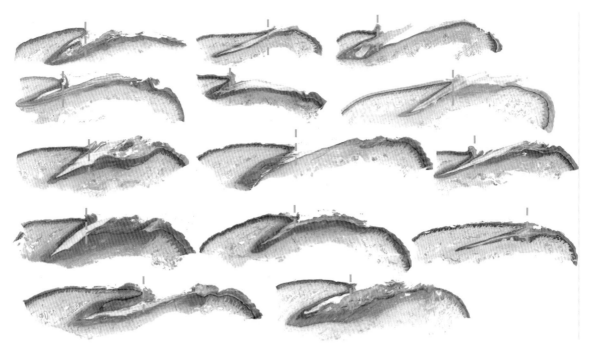

图6-22-5　近端甲母质与远端甲母质

从甲小皮颗粒层顶端向下做垂直线，直线落入甲床区域，这与临床上以甲小皮作为近端甲母质与远端甲母质的分界并不吻合。

二、甲扁平苔藓的组织病理学特点

1. 表皮改变　近端甲皱襞可见正角化过度和灶性颗粒层增生。海绵水肿常见。

2. 表皮真皮交界处及真皮浅层改变　界面改变和苔藓样浸润最明显的区域是近端及背侧甲母质。带状淋巴细胞浸润从近端甲皱襞腹侧中部，经过背侧甲母质和腹侧甲母质，向甲床方向蔓延。基底层液化明显，致密淋巴细胞贴近表皮浸润（亲表皮）以及基底层空泡变性使表皮突呈锯齿状，可见角化不良细胞（也称为胶样小体、凋亡细胞）。

3. 对病程较长的甲扁平苔藓，其病理改变可能很轻微，这种情况被称为后扁平苔藓状态（postlichen status）。

4. 病理改变与临床表现的对应关系　近端甲母质炎症使甲板失去光泽，当大部分远端甲母质和甲床受累，临床表现为甲下角化过度。当亲表皮浸润的淋巴细胞几乎完全蚕食了甲母质表皮时，导致其无法产生正常甲板，甲袋结构逐渐消失，最后完全阻塞，形成瘢痕胬肉。甲干细胞所在的近端至背侧甲母质受累可导致永久性瘢痕。严重的甲母质炎症可导致溃疡形成。甲大疱性扁平苔藓可见甲母质和甲床基底层液化变性及淋巴细胞带状浸润。患者可有纵行黑甲，病理改变为色素失禁。

5. 甲扁平苔藓与皮肤扁平苔藓的病理相比，有下列不同之处：① 海绵水肿常见；② 多数情况下真皮浅层炎症反应较轻；③ 角化不良细胞少见。

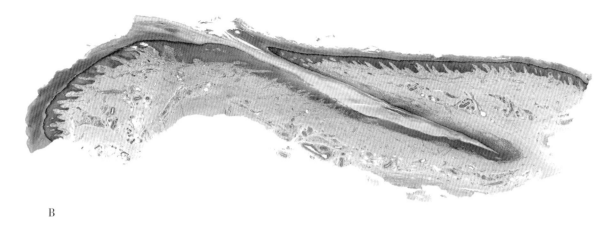

B

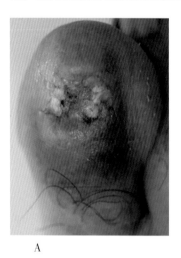

A

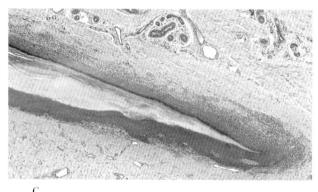

C

图6-22-6　经典的甲扁平苔藓病理改变

　　患者女，9岁，指（趾）甲变薄、纵嵴、远端开裂半年。A.临床表现：甲板多条纵沟和嵴。B.甲活检低倍观。C.淋巴细胞带状浸润主要在近端甲皱襞腹侧下2/3区域。

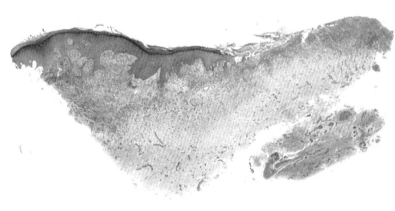

A

B

图6-22-7　溃疡型甲扁平苔藓

　　患者男，37岁。A.临床表现以甲单位皮肤糜烂溃疡为特征。B.病理表现：皮肤溃疡形成，部分表皮缺失，余表皮正角化过度，颗粒层棘层增生，基底层灶性液化变性，真皮浅中层淋巴细胞、浆细胞大致呈带状浸润。

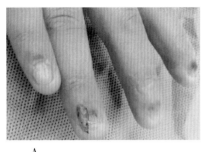

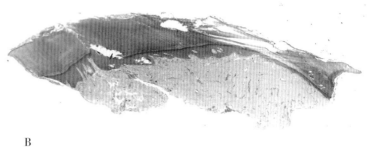

A   B

图6-22-8　甲扁平苔藓致胬肉（瘢痕）形成

患者女，16岁，手足甲萎缩，甲板缺失2年。A.临床表现：甲板萎缩。B.病理改变：表皮角化过度，棘层增生，真皮胶原纤维增生。

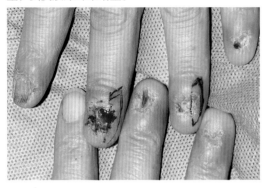

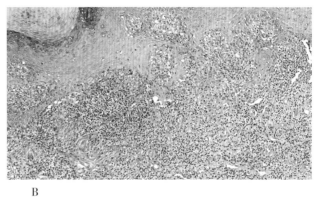

A   B

图6-22-9　甲扁平苔藓致甲板缺失

患者女，46岁，双手指甲萎缩伴瘙痒7年，累及足趾甲2年。A.临床表现：甲板萎缩。B.典型的界面皮炎及苔藓样皮炎病理改变。

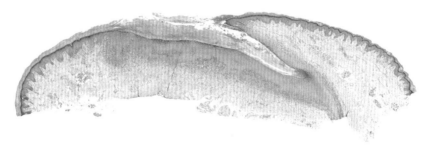

B

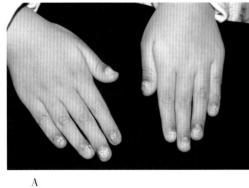

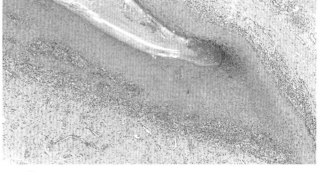

A   C

图6-22-10　甲床及甲母质同时受累型扁平苔藓

A.临床表现：甲下角化过度及甲分离。B、C.近端甲皱襞腹侧、甲母质区域及甲床基底层广泛液化变性，真皮浅层淋巴细胞带状浸润。

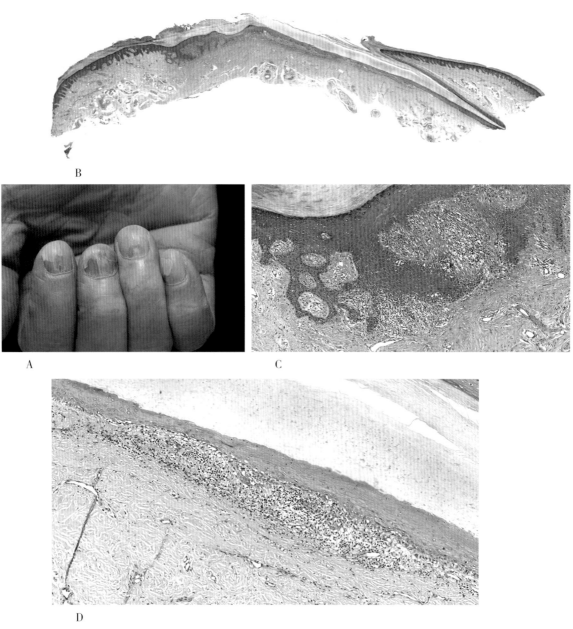

图6-22-11　甲床受累型扁平苔藓

A.临床表现：甲分离、甲板变薄。B、C、D.甲母质区域无明显炎症，甲床呈节段性分布的界面皮炎及苔藓样皮炎。

三、甲银屑病的组织病理学特点

1. 角层内及角层下中性粒细胞浸润或中性粒细胞微脓疡形成对诊断有较大价值。当表皮角质层及棘层上部有中性粒细胞浸润时，做PAS及六胺银染色有助于排除真菌感染。

2. 表皮角化不全、浆液性渗出、棘层海绵水肿、真皮浅层淋巴细胞浸润是常见病理表现，但这些病理表现也可见于多种炎性甲病。

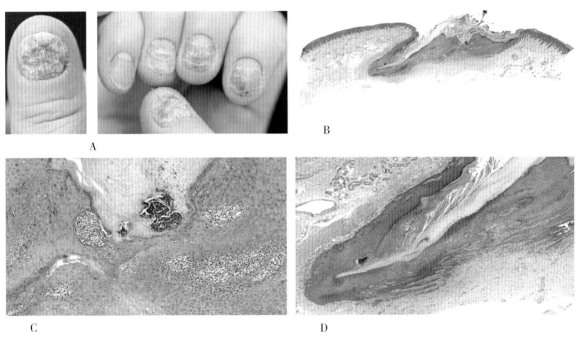

图6-22-12　甲银屑病①

患者女，39岁。四肢甲改变9个月。A.临床表现：指甲板碎屑化。B.甲活检低倍镜下观，可见甲床表皮增生明显。C.角化不全及角层下中性粒细胞微脓肿。D.甲床上皮表皮突纤细下延，真皮浅层中等量淋巴细胞浸润。

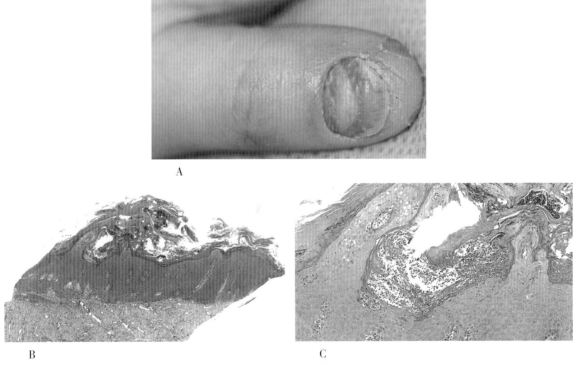

图6-22-13　儿童甲银屑病

患儿男，4岁，四肢甲改变1年。A.临床表现：甲下油斑及甲下角化过度。B.病理改变为典型银屑病样增生伴融合性角化不全。C.角层内及角层下中性粒细胞微脓肿。

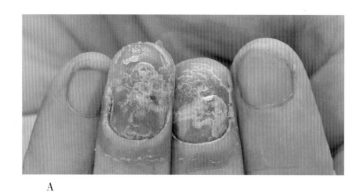

A

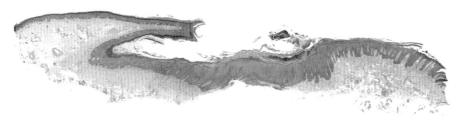

B

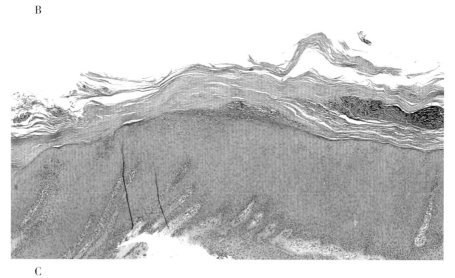

C

图6-22-14　甲银屑病②

　　A.甲板残缺，部分残留甲板呈黄色，甲床红斑鳞屑。B、C.病理改变与皮肤银屑病相同，表皮呈银屑病样增生伴融合性角化不全，角质层较多细胞残骸，颗粒层上部中性粒细胞浸润。

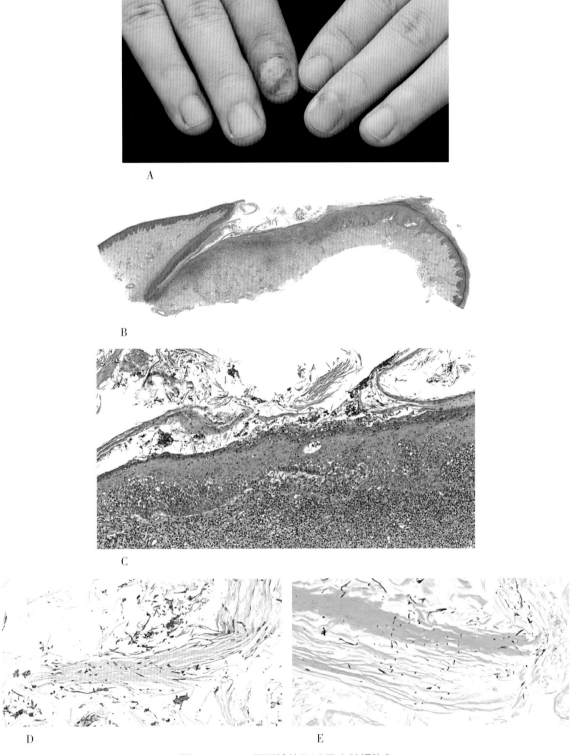

图6-22-15 甲活检的PAS及六胺银染色

A.患者甲板呈黄色，部分甲板残缺，诉有脓性分泌物。B.低倍镜下可见真皮浅层炎细胞浸润。C.角质层内及棘层上部较多中性粒细胞浸润。D、E. PAS及六胺银染色均在角质层内查见真菌孢子及菌丝。